Hipertensão pulmonar

Universidade Estadual de Campinas

Reitor
Antonio José de Almeida Meirelles

Coordenadora Geral da Universidade
Maria Luiza Moretti

Conselho Editorial

Presidente
Edwiges Maria Morato

Carlos Raul Etulain – Cicero Romão Resende de Araujo
Frederico Augusto Garcia Fernandes – Iara Beleli
Marco Aurélio Cremasco – Maria Tereza Duarte Paes
Pedro Cunha de Holanda – Sávio Machado Cavalcante
Verónica Andrea González-López

Mônica Corso Pereira

HIPERTENSÃO PULMONAR
Caminhos da investigação científica

EDITORA UNICAMP

FICHA CATALOGRÁFICA ELABORADA PELO
SISTEMA DE BIBLIOTECAS DA UNICAMP
DIRETORIA DE TRATAMENTO DA INFORMAÇÃO
Bibliotecária: Maria Lúcia Nery Dutra de Castro – CRB-8ª / 1724

P414h   Pereira, Mônica Corso
           Hipertensão pulmonar : caminhos da investigação científica / Mônica Corso Pereira. – Campinas, SP : Editora da Unicamp, 2024.

           1. Hipertensão pulmonar. 2. Atividade física. 3. Circulação pulmonar. 4. Testes funcionais (Medicina). 5. Hipertensão arterial.

                                            CDD – 616.24
                                                   – 613.71
                                                   – 612.824
                                                   – 615.82
                                                   – 616.132

ISBN 978-85-268-1634-3

Copyright © by Mônica Corso Pereira
Copyright © 2024 by Editora da Unicamp

Opiniões, hipóteses e conclusões ou recomendações expressas neste livro são de responsabilidade da autora e não necessariamente refletem a visão da Editora da Unicamp.

Direitos reservados e protegidos pela lei 9.610 de 19.2.1998.
É proibida a reprodução total ou parcial sem autorização, por escrito, dos detentores dos direitos.

Foi feito o depósito legal.

Direitos reservados a

Editora da Unicamp
Rua Sérgio Buarque de Holanda, 421 – 3º andar
Campus Unicamp
CEP 13083-859 – Campinas – SP – Brasil
Tel./Fax: (19) 3521-7718 / 7728
www.editoraunicamp.com.br – vendas@editora.unicamp.br

SUMÁRIO

PREFÁCIO 7

LISTA DE ABREVIATURAS E SIGLAS 13

PARTE I
CONTEXTUALIZAÇÃO HISTÓRICA DO ENTENDIMENTO ATUAL DA HIPERTENSÃO PULMONAR

I.1 DADOS HISTÓRICOS 21

I.2 ORGANIZAÇÃO DO CONHECIMENTO E EVOLUÇÃO DAS CLASSIFICAÇÕES DA HIPERTENSÃO PULMONAR 25

    I.2.1 Primeiro Simpósio da Organização Mundial de Saúde (OMS) sobre Hipertensão Pulmonar (Genebra, 1973) 25

    I.2.2 Primeiro registro multicêntrico, 1981 26

    I.2.3 Segundo Simpósio da OMS sobre Hipertensão Pulmonar (Evian, 1998) 26

    I.2.4 Terceiro Simpósio da OMS sobre Hipertensão Arterial Pulmonar (Veneza, 2003) 29

    I.2.5 Quarto Simpósio Mundial em Hipertensão Pulmonar (Dana Point, 2008) 30

    I.2.6 Quinto Simpósio Mundial em Hipertensão Pulmonar (Nice, 2013) 31

    I.2.7 Sexto Simpósio Mundial em Hipertensão Pulmonar (Nice, 2018) 31

I.3 ENTENDIMENTO ATUAL DA HIPERTENSÃO PULMONAR..... 34

    I.3.1 Patogenia da hipertensão pulmonar 34

    I.3.2 Genética na hipertensão arterial pulmonar 49

    I.3.3 Aspectos gerais da hemodinâmica pulmonar na hipertensão pulmonar 51

    I.3.4 Diagnóstico da hipertensão pulmonar 55

I.4 HIPERTENSÃO ARTERIAL PULMONAR 77

    I.4.1 Características clínicas e demográficas 77

    I.4.2 Avaliação de gravidade e estratificação de risco 78

    I.4.3 Tratamento 86

PARTE II
INTOLERÂNCIA AO EXERCÍCIO:
PARA ALÉM DO DISTÚRBIO HEMODINÂMICO

II.1 ANORMALIDADES DA MECÂNICA RESPIRATÓRIA E DA FUNÇÃO PULMONAR EM PACIENTES COM HIPERTENSÃO PULMONAR 107

II.2 ATIVIDADE FÍSICA EM PACIENTES COM HAP 126

II.3 BARREIRAS PARA A PRÁTICA DE ATIVIDADES FÍSICAS 143

APÊNDICE – DA ASSISTÊNCIA AOS PACIENTES À CRIAÇÃO DE UMA LINHA DE PESQUISA 165

    Ambulatório de circulação pulmonar da Unicamp 166

    Da clínica à pesquisa clínica 177

    Comentários finais 185

REFERÊNCIAS BIBLIOGRÁFICAS 189

ANEXOS 211

PREFÁCIO

*Ilma Aparecida Paschoal**

Ela é diferente. Apesar de receber a mesma quantidade de sangue a cada batimento do coração, a pressão na circulação pulmonar é cinco vezes menor. Mesmo durante atividade física, quando o débito cardíaco precisa aumentar para atender ao consumo aumentado de oxigênio e nutrientes, a pressão no sistema arterial pulmonar normal não aumenta consideravelmente.

Num corte histológico de pulmão normal, é difícil apontar diferenças estruturais entre artérias e veias pulmonares; a melhor referência para identificar artérias e veias é sua posição na arquitetura pulmonar: as artérias ramificam junto com os brônquios, e sempre junto de um bronquíolo deve existir uma arteríola pulmonar. As paredes das arteríolas pulmonares são finas e contêm poucas fibras musculares lisas. Isso é, no mínimo, intrigante!

A história da disciplina de pneumologia da Faculdade de Ciências Médicas da Unicamp mostra muitas realizações importantes para a prática médica e para a ciência médica. Participei de algumas delas.

Na década de 90 do século passado, introduzimos no nosso hospital a oxigenoterapia domiciliar prolongada para o tratamento da insuficiência respiratória crônica, prática que depois se espalhou pelo país. Junto com a oxigenoterapia domiciliar vieram algumas inovações tecnológicas, para mim ainda espantosas, tais como o concentrador de oxigênio e oxímetro de pulso.

O contato com a terapia feita com gases inalados me permitiu conhecer o uso de um outro gás fornecido por via inalatória que tratava uma condição rara denominada hipertensão pulmonar persistente do recém-nato: o óxido nítrico.

---

* Médica pneumologista; professora titular de pneumologia no Departamento de Clínica Médica da Faculdade de Ciências Médicas da Unicamp.

O papel do óxido nítrico na circulação pulmonar foi para mim outro motivo de "deslumbramento" (que os autores de língua inglesa chamariam de *Awe inspiring moment*).

Durante a gestação, o órgão responsável pelas trocas gasosas é a placenta; os pulmões recebem pouquíssimo sangue, pois a maior parte do volume sistólico do ventrículo direito retorna ao coração esquerdo pelo canal arterial.

Na primeira expansão dos pulmões após o nascimento, uma enzima do endotélio pulmonar, a óxido nítrico-sintase, deve começar a sintetizar óxido nítrico em quantidade suficiente para fazer cair a pressão na circulação pulmonar: o óxido nítrico é vasodilatador, antimitogênico (fato que deve explicar a pequena quantidade de células musculares lisas nos vasos arteriais pulmonares) e também antitrombótico.

Em alguns bebês, a produção de óxido nítrico não acontece no tempo e na quantidade necessários, fato que impede a queda da pressão na circulação pulmonar. A terapia com óxido nítrico por via inalatória pode salvar a vida desses pacientes.

Durante toda a existência, a expansão pulmonar a cada inspiração estimula a produção do óxido nítrico necessário para a manutenção das características morfológicas e funcionais da rede arterial pulmonar.

Mas, às vezes, tudo pode dar errado.

Estão gravados na minha memória os conceitos transmitidos pelo professor Mário Rigatto, grande estudioso da circulação pulmonar. Para entender a hipertensão pulmonar, é fundamental que esteja bem claro que as alterações geradoras da alta pressão podem acometer regiões diferentes da circulação pulmonar, fato que permite uma primeira classificação da doença: a hipertensão pode ser pré-capilar ou pós-capilar.

Na hipertensão pré-capilar, as alterações causadoras da doença estão nas artérias ou nas arteríolas pulmonares. Dr. Mário Rigatto chamava atenção para o fato de que, nos indivíduos com hipertensão pré-capilar, o radiograma do tórax (exame subsidiário ao qual tínhamos acesso na época) mostrava poucos vasos na periferia do pulmão e, eventualmente, um aumento das dimensões dos vasos pulmonares no mediastino.

Na hipertensão pulmonar pós-capilar, acontecia o oposto: no radiograma do tórax havia um aumento considerável na visualização de vasos pulmonares sobre toda a área dos pulmões.

Das hipertensões classificadas como pré-capilares víamos muitos casos de tromboembolismo pulmonar. Sabíamos da existência de hipertensão pulmonar pré-capilar por doença das arteríolas pulmonares, em especial pela história triste de muitos pacientes mortos pelo acometimento da circulação pulmonar desencadeado pelo uso de um tipo de anorexígeno. No entanto, a baixa prevalência da doença (como se acreditava na época) e a inexistência de um tratamento capaz de modificar o prognóstico tornavam o problema quase invisível.

As hipertensões pós-capilares eram e ainda são extremamente frequentes; na maior parte dos casos, elas se devem à insuficiência do coração esquerdo, que congestiona os vasos pulmonares. Outras doenças raras podem entrar no diagnóstico diferencial, mas, como já foi dito, elas são (muito) raras.

Como seria esperado, a indústria farmacêutica, sempre preocupada com as doenças crônicas, lançou, na primeira década deste século, as primeiras medicações capazes de melhorar a qualidade de vida e, eventualmente, a sobrevida de pacientes com hipertensão pulmonar pré-capilar. Inicialmente, as drogas eram indicadas para os indivíduos com doença arteriolar pulmonar. Nesses pacientes, as arteríolas pulmonares apresentam uma intensa proliferação da camada média muscular e do revestimento endotelial, o que faz subir a pressão na artéria pulmonar; além disso, a lesão endotelial favorece, nesses indivíduos, a ocorrência de trombose *in situ* na rede arterial pulmonar, fato geralmente não observado na circulação pulmonar normal.

Posteriormente, as medicações passaram a ser também indicadas para pacientes com tromboembolismo pulmonar crônico.

Nosso maior interesse sempre foi a insuficiência respiratória crônica, e, certamente, a hipertensão pulmonar é uma das causas dessa síndrome. A disponibilidade de tratamento medicamentoso para as causas mais graves de hipertensão pulmonar fez surgir a necessidade de buscar esses pacientes e reuni-los de modo a facilitar o tratamento e o acompanhamento.

Entra em cena Dra. Mônica Corso Pereira.

Ela se destaca da média dos estudantes de medicina e dos médicos com quem tive contato.

Acompanhei Dra. Mônica em diferentes circunstâncias: como aluna na graduação, como residente na disciplina de pneumologia, como orientanda de mestrado e de doutorado, além de tê-la também como colega de trabalho na

Pneumologia, pois todas as nossas atividades de ensino e pesquisa se desenvolveram sempre simultaneamente ao atendimento dos pacientes que procuravam o Hospital de Clínicas da Unicamp.

Duas qualidades chamam atenção na Dra. Mônica: a persistência e a lisura profissional.

Ao ser contratada como médica assistente na Pneumologia, ajudou a organizar o serviço e fez mestrado e doutorado em temas relacionados à insuficiência respiratória crônica.

Interessou-se grandemente pela possibilidade de tratar pacientes com hipertensão pulmonar e se dispôs a organizar um ambulatório dedicado a isso. Ela estudou bastante, eu também, e aprendemos muito.

A duras penas os pacientes passaram a ter acesso ao cateterismo do coração direito para medidas de pressão e para testes com medicação vasodilatadora.

Os ecocardiografistas, atazanados pelas solicitações do Ambulatório de Hipertensão Pulmonar, passaram a dar atenção ao coração direito.

Todos crescemos juntos, e pneumologistas se transformaram em cardiologistas do coração direito.

Com o passar dos anos, muitas medicações para hipertensão pulmonar se incorporaram ao SUS e permitiram grandes melhoras na qualidade de vida de muitos pacientes, além de aumento na sobrevida.

Dra. Mônica acompanhou e acompanha cada um dos pacientes do Ambulatório de Hipertensão Pulmonar e, com dedicação e paciência, coleta dados que ajudam a entender a evolução do tratamento e da doença.

Nada mais adequado do que reunir essa experiência neste livro, seja para transmitir conhecimentos sobre hipertensão pulmonar ou para servir de exemplo de perseverança e objetividade no enfrentamento de um problema.

O livro tem seu conteúdo distribuído de forma a facilitar uma imersão profunda no conhecimento sobre a hipertensão pulmonar.

Os aspectos históricos são fundamentais para o entendimento de qualquer doença, e, nesta obra, a revisão histórica sobre o assunto é primorosa. Estabelecido o contexto histórico da hipertensão pulmonar, o próximo objetivo do livro é mostrar como os conhecimentos evoluíram em tempos mais recentes, de modo a acomodar novas descobertas, novas recomendações diagnósticas e novos tratamentos, habitualmente codificados nos chamados consensos sobre hipertensão pulmonar.

Seguem-se uma minuciosa discussão sobre a fisiologia normal da circulação pulmonar, essencial para a compreensão das alterações encontradas na hipertensão pulmonar, e uma vasta revisão dos achados patológicos e suas prováveis causas. Para os interessados em entender profundamente os mecanismos envolvidos nessa doença, essa primeira parte do livro e as citações bibliográficas fornecem precioso material de estudo.

Os tópicos sobre o diagnóstico e o tratamento da doença são tão detalhados que servem para todos os interessados em aprender sobre o tema, seja para a prática clínica diária, seja para a pesquisa de alto nível: ficarão satisfeitos!

A parte 2 trata de um tema muito importante para o paciente, que é a dificuldade em realizar as atividades da vida diária.

A intolerância ao exercício tem várias possíveis causas na hipertensão pulmonar, cuja importância relativa ainda não está totalmente esclarecida. Muito significativa nesse tópico do livro é a apresentação de trabalhos de pesquisa realizados no Ambulatório de Hipertensão Pulmonar e orientados pela Dra. Mônica Corso Pereira.

O Apêndice conta a história da nossa atividade na disciplina de pneumologia relacionada à insuficiência respiratória crônica e, entre as diferentes causas dessa síndrome, à hipertensão pulmonar com muito mais detalhe do que permitiu minha memória ao escrever os primeiros parágrafos deste prefácio.

Minha honra poder prefaciar esta obra!

LISTA DE ABREVIATURAS E SIGLAS

AMPc – Monofosfato de adenosina cíclica
AVD – Atividade de vida diária
BMP – Proteína morfogenética óssea
BMPR2 – Receptor 2 de proteína morfogenética óssea
BNP – Peptídeo natriurético cerebral (*brain natriuretic protein*)
bpm – Batimentos por minuto
CCD – Cateterismo cardíaco direito
CF – Classe funcional
CI – Capacidade inspiratória
CO_2 – Gás carbônico
CV – Capnografia volumétrica
CVF – Capacidade vital forçada
DC – Débito cardíaco
Δ – Variação
$ΔSpO_2$ – SpO_2 sexto minuto – SpO_2 inicial (derivado do TC6)
DLCO – Capacidade de difusão para monóxido de carbono
DPOC – Doença pulmonar obstrutiva crônica
DTC6 – Distância caminhada no TC6
DVOP – Doença venoclusiva pulmonar
ES – Esclerose sistêmica

ETA – Receptor de endotelina A

ETB – Receptor de endotelina B

ET1 – Endotelina

$EtCO_2$ – Gás carbônico exalado ao final da expiração

ESWT – Teste de caminhada para avaliação da *endurance* (*Endurance shuttle walk test*)

FC – Frequência cardíaca

FR – Frequência respiratória

Fres – Frequência de ressonância

GMPc – Monofosfato de guanosina cíclico

HADS – Escala Hospitalar de Ansiedade e Depressão

HADS-A – Escala Hospitalar de Ansiedade e Depressão – Ansiedade

HADS-D – Escala Hospitalar de Ansiedade e Depressão – Depressão

HD – Hiperinsuflação dinâmica

HIF-1-α – Fator induzido por hipóxia

HP – Hipertensão pulmonar

HPP – Hipertensão pulmonar primária

HAP – Hipertensão arterial pulmonar

HAPH – Hipertensão arterial pulmonar hereditária

HAPI – Hipertensão arterial pulmonar idiopática

HIV – Vírus da imunodeficiência humana

HPTEC – Hipertensão pulmonar tromboembólica crônica

Hz – Hertz

IC – Índice cardíaco

IMC – Índice de massa corpórea

IOS – Oscilometria de Impulso

ISWT – Teste incremental de caminhada (*Incremental shuttle walk test*)

L – Litros

m – metros

m^2 – metro quadrado

min – minutos

mL – mililitro

mm – milímetros

mmHg – milímetros de mercurio

mMRC – escala, *modified Medical Research Council*

MRADL – *The Manchester Respiratory Activities of Daily Living*

NYHA – *New York Heart Association*

NO – Óxido nítrico

NT-proBNP – N-terminal pró-BNP

OMS – Organização Mundial de Saúde

$PaCO_2$ – Pressão arterial de gás carbônico

PaO_2 – Pressão arterial de oxigênio

$PETCO_2$ – Pressão expiratória final de dióxido de carbono

PCH – Hemangiomatose pulmonar capilar

PDE5 – Fosfodiesterase tipo 5

PEM – Pressão expiratória máxima

PGI_2 – Prostaciclina

PIM – Pressão inspiratória máxima

PMAP – Pressão média da artéria pulmonar

PoCap – Pressão de oclusão no capilar pulmonar

PO_2 – Pressão de oxigênio

PSAP – Pressão sistólica da artéria pulmonar

Q – Perfusão

QVRS – Qualidade de vida relacionada à saúde

R – Resistência

RMC – Ressonância magnética cardíaca

rpm – Respirações por minuto

RVP – Resistência vascular pulmonar

RSBI – Índice de respiração rápida ou superficial

RX – Raio-X (radiograma)

SF-36 – 36-*Item Short Form Health Survey*
SpO_2 – Saturação da hemoglobina com oxigênio
seg – segundos
Slp2 – *Slope* 2
Slp3 – *Slope* 3
TC – Tomografia computadorizada
TCAR – Tomografia computadorizada de alta resolução
TC6 – Teste de caminhada de seis minutos
Te – Tempo expiratório
TECP – Teste de exercício cardiopulmonar
TGF-β – Fator de transformação do crescimento beta
Ti – Tempo inspiratório
TSL – Teste de sentar e levantar
TSL-1 – Teste de sentar e levantar em um minuto
VA – Ventilação alveolar
VC – Volume corrente
VCO_2 – Excreção de CO_2
VCO_2/FR – Excreção de CO_2 por ciclo respiratório
VD – Ventrículo direito
Ve – Volume expiratório
V_E – Ventilação
$\dot{V}E/\dot{V}CO_2$ – Volume minuto/excreção de CO_2
VEF_6 – Volume expirado no sexto segundo
VEF_1 – Volume expirado no primeiro segundo
VEGF – Fator de crescimento endotelial vascular
VO_2 – Consumo de oxigênio
V/Q – Relação Ventilação/Perfusão
VRT – Velocidade de regurgitação tricúspide
X – Reatância
WU – Unidade Wood

PARTE I

CONTEXTUALIZAÇÃO HISTÓRICA DO ENTENDIMENTO ATUAL DA HIPERTENSÃO PULMONAR

Hipertensão pulmonar (HP) é definida hemodinamicamente pela evidência de uma pressão média na artéria pulmonar (PMAP) maior que 20 mm Hg. Essa definição fisiológica simples resultou de um longo acúmulo de observações e estudos patológicos, fisiológicos, celulares, moleculares, clínicos e genéticos realizados no último século, sobretudo nos últimos 50 anos.

Pode-se entender a hipertensão pulmonar como uma síndrome, uma vez que, por trás da definição hemodinâmica e dos sinais e sintomas mais característicos (dispneia aos esforços, síncope, pré-síncope, sinais de insuficiência ventricular direita nos casos mais graves), estão abrigadas diversas causas e condições mórbidas. A mais recente classificação da HP inclui cinco grupos (os mesmos propostos na primeira classificação, de 1973), a saber: a) hipertensão arterial pulmonar; b) HP decorrente de doença cardíaca esquerda; c) HP por doenças pulmonares e/ou hipóxia; d) HP devida a obstruções arteriais pulmonares; e e) HP derivada de doenças e condições cujos mecanismos que as ligam à HP são múltiplos ou ainda incertos.

A hipertensão arterial pulmonar (HAP) constitui e nomina o grupo 1 dessa classificação. A HAP é uma condição mórbida progressiva caracterizada pelo comprometimento da rede arterial vascular pulmonar, o que gera a elevação da resistência imposta à passagem de sangue pela circulação pulmonar. Devido a essa hiper-resistência vascular ocorrem aumento da pressão arterial pulmonar e uma progressiva adaptação do ventrículo direito a esse novo regime de pressões que encontra pela frente. A despeito dos tratamentos disponíveis até o momento, a HAP pode evoluir, causando a incapacidade do ventrículo direito em mandar sangue para os pulmões, até eventualmente ocorrer falência de função ventricular e, possivelmente, a morte do paciente.

É importante salientar que a HAP pode estar associada a algumas doenças e condições específicas, como doenças do colágeno, doenças cardíacas congênitas, infecção por vírus da imunodeficiência humana (HIV), hipertensão portal, esquistossomose, uso de drogas e exposição a toxinas (Quadro 1.1). Quando essas várias causas e doenças são excluídas no processo diagnóstico, pode-se diagnosticar a doença como hipertensão arterial pulmonar idiopática (HAPI).

Conhecer como se consolidou o entendimento do que hoje chamamos de hipertensão pulmonar e hipertensão arterial pulmonar pode ser enriquecedor para os médicos e profissionais dedicados ao cuidado dos muitos pacientes com essas afecções. Ao longo deste texto, propõe-se a retomada da história das pesquisas e dos eventos relevantes sobre HP desde seus primórdios, a fim de contribuir para a apreensão das abrangências e singularidades contidas em cada definição. A seguir, será apresentado o entendimento atual dos mecanismos da HP e da HAP, bem como a classificação clínica atualizada. Serão discutidos aspectos do diagnóstico da HP e da HAP, bem como da evolução, do seguimento clínico e do tratamento específico da HAP.

I.1
DADOS HISTÓRICOS

As primeiras aparições da HP em descrições clínicas de que se tem notícia datam da passagem do século XIX para o XX. Em 1891, o médico internista e professor alemão Dr. Ernst von Romberg (1865-1933) relatou o achado em autópsia do que chamou de *pulmonary vascular sclerosis*.[1, 2]

Alguns anos após (1901), Dr. Abel Ayerza, professor da Universidade de Buenos Aires, Argentina, descreveu uma síndrome clínica que incluía cianose, policitemia e dispneia, e que estaria associada à "esclerose" da artéria pulmonar. Nota-se, aqui, que as primeiras menções a essa condição baseavam-se em análises de correlação clínico-patológica.[3] Cerca de três décadas depois, o médico britânico Dr. Oscar Brenner reuniu suas próprias observações aos conceitos previamente propostos, publicando um artigo no qual propunha que as manifestações que compunham o quadro clínico conhecido então como doença de Ayerza constituíam, na realidade, sinais de insuficiência cardíaca associados a doença pulmonar, cujas expressões morfológicas eram a própria doença pulmonar crônica, hipertrofia ventricular direita e aterosclerose pulmonar.[4] Como histopatologista, Dr. Brenner descreveu em detalhes a patologia vascular da hipertensão pulmonar (HP), apontando arteríolas e pequenas artérias musculares como o local central do processo patogênico.

Estudos *post-mortem* das décadas de 1920-1930 não permitiam vislumbrar o que ocorria do ponto de vista funcional nas pequenas e médias artérias pulmonares *in vivo*.[5] É somente a partir dos anos 40 do século XX que as primeiras pesquisas experimentais em animais e observações sistemáticas em humanos começaram a clarear alguns dos aspectos funcionais da circulação pulmonar, como, por exemplo, a descoberta de que a exposição aguda à hipóxia (10% de O_2 em N_2) induzia à vasoconstrição pulmonar.[6, 7]

Entretanto, foi o advento do cateterismo cardíaco o grande divisor de águas para o entendimento de aspectos funcionais e hemodinâmicos da HP. Anteriormente ao cateterismo pulmonar, a HP era reconhecida por aspectos clínicos (no caso de cianose ou hipertrofia de ventrículo direito por cardiopatias congênitas), ou por meio de estudos de necropsia. Datam dos anos 1930--1940 os primeiros estudos com cateterização cardíaca e da artéria pulmonar, procedimentos que permitiram acessar a hemodinâmica vascular pulmonar e modificaram o entendimento da circulação pulmonar.[8]

A importância do cateterismo para o estudo da HP justifica uma breve genealogia de seu uso. A primeira tentativa partiu do médico alemão Werner Forssmann, inspirado em estudos pioneiros de dois fisiologistas franceses, o médico Etiene-Jules Marey e o veterinário Jean-Baptiste Auguste Chauveau, os quais se dedicavam ao estudo dos eventos e sons cardíacos, e que haviam publicado nos anos de 1861 e 1863 relatos das medidas simultâneas de pressão atrial e ventricular direitas e de aorta e ventrículo esquerdo por meio do uso de cateteres.[9] Forssmann se convenceu de que o procedimento de cateterização do coração poderia ser realizado no ser humano sem perigo. Em 1929, no auge dos seus 25 anos, ele realizou o primeiro cateterismo cardíaco por meio da inserção de um cateter uretral de 65 cm em sua própria veia braquial. Com a ajuda de duas enfermeiras, Forssmann controlou por fluoroscopia a progressão do cateter até a aurícula direita.

Embora não tenha sido bem recebido no hospital em que trabalhava, o procedimento passou a ser ocasionalmente realizado para fins terapêuticos, como administração de medicamentos dentro do coração.[10] Meses depois, Forssmann publicou o artigo fundador do cateterismo cardíaco humano: "Die Sondierung des rechten Herzens".[11]

Nessa esteira, o americano Dickinson Richards e o francês André Cournand iniciaram estudos, em 1932, que se tornariam clássicos em função cardiopulmonar. Cournand e Ranges publicaram, em 1941, um artigo com apresentação inicial da aplicação clínica do cateterismo cardíaco em humanos.[12] Em um trabalho relativamente simples, os autores estabeleceram valores hemodinâmicos normais para o átrio direito e demonstraram a segurança do procedimento, ressaltando seu potencial para ser aplicado em diversas situações. Em 1956, esses três pesquisadores, Cournand, Richards e Forssmannn, foram contemplados com o prêmio Nobel de Medicina, devido ao seu pioneirismo no desenvolvimento do cateterismo cardíaco.

Retomando a discussão sobre hipertensão pulmonar, o ano de 1951 foi marcado pela publicação do primoroso texto "Primary Pulmonary Hypertension – Clinical and Hemodynamic Study".[13] Nele, Dresdale e colaboradores definem o conceito de hipertensão pulmonar primária a partir de uma descrição minuciosa dos achados clínicos, hemodinâmicos, fisiológicos e funcionais de três jovens mulheres (25, 34 e 35 anos). Os autores destacam as queixas principais (dispneia aos exercícios e síncope), a ausência de cianose, a normalidade da pressão arterial sistêmica e da ausculta pulmonar, e a hiperfonese acentuada da segunda bulha cardíaca. As pacientes foram submetidas a cateterismo cardíaco, exames funcionais respiratórios e avaliação no exercício. Após seu óbito, uma das pacientes foi necropsiada e o exame *post-mortem* mostrou hipertrofia ventricular direita e esclerose vascular pulmonar disseminada, porém sem evidência de doença pulmonar intrínseca. Além disso, lesões trombóticas em pequenos vasos pulmonares também foram encontradas.

Entretanto, é de destacar que, até a década de 1960, as causas mais comuns associadas à elevação crônica da pressão arterial pulmonar eram os *shunts* congênitos (pré ou pós-tricúspide), hipertensão atrial esquerda de longa duração, embolia pulmonar recorrente, doenças pulmonares parenquimatosas (como enfisema e fibrose pulmonar) e hipóxia alveolar crônica. Casos que não estivessem associados a uma dessas condições eram designados como hipertensão pulmonar não explicada, "idiopática", "essencial", ou, mais frequentemente (desde o artigo de Dresdale e colaboradores),[14] como "primária". Nesse contexto, o termo hipertensão pulmonar primária (HPP) passou a ser utilizado para categorizar pacientes que tinham elevação isolada das pressões arteriais pulmonares.[15] A HPP era ainda considerada uma condição rara e de causa desconhecida.

Uma mudança dramática na incidência dessa condição começou a ocorrer a partir de 1967, quando foram relatados numerosos casos de hipertensão pulmonar na Suíça,[16, 17] na Alemanha[18] e na Áustria.[19] Na Suíça, Gurtner e colaboradores descreveram um aumento da incidência de hipertensão pulmonar primária em adultos submetidos a cateterismo cardíaco, que passou de 0,87% no período precedente de 12 anos para 15,4% nos anos de 1967 e 1968.[20] Em algum tempo, foi identificado que o que havia em comum entre os casos descritos era a exposição ao fumarato de aminorex (2-amino-5-phenyl-2--oxazoline), um anorexígeno derivado de anfetamina, comercializado nesses países a partir de 1965 para tratamentos de perda de peso.[21, 22] Mesmo após o banimento da circulação e da prescrição do aminorex – ocorrido ainda em 1967 –, episódios ocasionais continuaram a ser relatados na década seguinte, e essa "epidemia" de hipertensão pulmonar talvez tenha sido o principal fato que colocou essa condição mórbida em evidência na área médica.

Sobre esse assunto, Kay e colaboradores já em 1967 tinham postulado que alguns casos de hipertensão pulmonar primária poderiam ser decorrentes de ingestão de algumas substâncias tóxicas da dieta, como alcaloides pirrolizidínicos ou monocrotalina. Esses patologistas publicaram, em 1971, um artigo científico no qual mostraram cortes histológicos do leito vascular pulmonar de pacientes com HPP em fragmentos obtidos por biópsia e necrópsia. Argumentavam que os achados seriam semelhantes aos descritos anteriormente na hipertensão pulmonar primária espontânea.[23] Na descrição de Kay e colaboradores,

> [...] as artérias pulmonares elásticas são ateromatosas. Há muita hipertrofia medial das artérias pulmonares musculares (vasos arteriais entre 100 μ e 1.000 μ de diâmetros externos). Esses vasos também apresentam fibrose e fibroelastose da íntima; em algumas artérias o achado é grave e do tipo "casca de cebola" levando à oclusão do lúmen (Figura 1a). Algumas das artérias pulmonares musculares apresentam lesões de dilatação do tipo plexiforme e angiomatoide. As arteríolas pulmonares são do tipo hipertensas, possuindo uma média distinta de músculo circular delimitada por lâminas elásticas internas e externas. A parede de uma arteríola pulmonar é normalmente desprovida de músculo e consiste simplesmente de uma única lâmina elástica revestida por endotélio. Muitas arteríolas pulmonares são amplamente obstruídas por fibrose intimal e fibroelastose.[24]

Em artigo de revisão publicado em 2017, Perez chama atenção para a semelhança entre o achado descrito por Kay em 1971 (Figura 1a) e o aspecto clássico agora identificado como típico[25] da hipertensão arterial pulmonar idiopática (Figura 1b).[26]

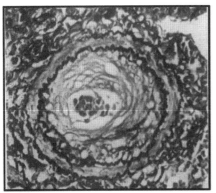 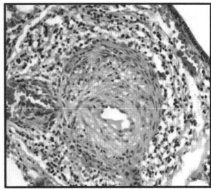

 Figura 1.1: Achados patológicos na hipertensão arterial pulmonar. Notar a semelhança da patologia dos vasos pulmonares na hipertensão pulmonar induzida por aminorex (**1a**, esquerda[27]) e na hipertensão pulmonar idiopática (**1b**, à direita[28]).
Fonte: Adaptado de Perez, 2017.

Esse novo contexto ensejou a organização do Primeiro Simpósio Mundial de Hipertensão Pulmonar (Pulmonary Hypertension World Symposium) em 1973, iniciativa capital e fundante para o desenvolvimento de uma abordagem mais abrangente do diagnóstico e do manejo da hipertensão pulmonar.

I.2 Organização do conhecimento e evolução das classificações da hipertensão pulmonar

I.2.1 Primeiro Simpósio da Organização Mundial de Saúde (OMS) sobre Hipertensão Pulmonar (Genebra, 1973)

Conforme indicado na seção anterior, o primeiro encontro internacional para a discussão da hipertensão pulmonar aconteceu em 1973. Organizado pela OMS, esse evento reuniu especialistas no tema para avaliar o estado de conhecimento sobre a HPP; além disso, foi importante ao propor a padronização da nomenclatura clínica e patológica. Uma classificação simples foi proposta (HP primária, secundária e associada) e estabeleceu-se a definição hemodinâmica para a doença como a evidência de PMAP maior ou igual a 25 mm Hg. Já nesse simpósio, discutiu-se a necessidade de criar um registro internacional para a doença, dada sua baixa prevalência.[29, 30]

I.2.2 Primeiro registro multicêntrico, 1981

Oito anos após esse primeiro encontro, em 1981, foi aberto o registro de pacientes com hipertensão pulmonar primária,[31] com o suporte do National Heart, Lung and Blood Institute. Ao longo de quatro anos (1981-1985), foram incluídos 194 pacientes oriundos de 32 centros nos Estados Unidos, que foram seguidos por pelo menos três anos. Quando o registro foi fechado (agosto de 1988), muito se tinha acumulado em termos de conhecimento sobre os aspectos clínicos, fisiopatológicos e morfológicos da doença. Os casos incidentes de HPP – que correspondem provavelmente ao que hoje é denominado de hipertensão arterial pulmonar idiopática (HAPI) – apresentavam sobrevida média de 2,8 anos, com taxa de sobrevida de 68% em um ano, 48% em três anos e 34% em cinco anos.[32]

Esse primeiro registro deu uma fotografia clara do perfil do paciente diagnosticado com o que hoje é chamado HAP – ou mesmo com a forma atualmente denominada idiopática (HAPI). Quando incluídos nos registros, verificou-se que os pacientes eram predominantemente mulheres (razão 1,7:1) com 36 ± 15 anos de idade. O tempo médio do início dos sintomas era de dois anos, e os principais sintomas eram dispneia (60%), fadiga (19%) e síncope (ou quase síncope) em 13% dos casos. Fenômeno de Raynaud estava presente em 10% dos casos; além disso, os estudos de função pulmonar mostravam restrição leve [capacidade vital forçada (CVF) de 82% do valor predito], redução da capacidade de difusão para monóxido de carbono, hipoxemia e hipocapnia. Quanto à hemodinâmica, os valores (média ± desvio padrão) eram de PMAP de 60 ± 18 mmHg, índice cardíaco de 2,3 ± 0,9 L/min/m^2 e índice de resistência vascular pulmonar de 26 ± 14 mmHg/min/m^2.[33]

I.2.3 Segundo Simpósio da OMS sobre Hipertensão Pulmonar (Evian, 1998)

Vinte e cinco anos após o simpósio de Genebra, esse segundo encontro da OMS, ocorrido em Evian (França), foi além da HPP e propôs a classificação de todas as HPs em cinco grupos: o primeiro grupo incluía a hipertensão arterial pulmonar; o segundo grupo, a hipertensão pulmonar venosa; o terceiro, as HPs secundárias a doenças respiratórias crônicas ou hipoxemia; o quarto, a

HAP causada por doença embólica ou trombótica, e o quinto contemplava as HAPs causadas por doenças que afetam diretamente a vasculatura pulmonar.

É interessante destacar que, de uma forma geral, essa é a classificação utilizada até hoje, e tem sido importantíssima para padronização do diagnóstico, uso clínico e pesquisa terapêutica (Quadro 1.1).

Quadro 1.1: Comparação entre a primeira classificação de HP (Evian, 1998) com a atual (Nice, 2018).

Classificações de HP (simpósios mundiais)	
Evian, 1998	**Nice, 2018**

1. Hipertensão arterial pulmonar
1.1 Hipertensão pulmonar primária
1.2 Esporádica
1.3 Familiar
1.4 Relacionada a:
  a) Doenças do colágeno
  b) *Shunts* congênitos sistêmico-pulmonares
  c) Hipertensão portal
  d) Infecção por HIV
  e) Drogas /toxinas
    i) Anorexígenos
    ii) Outras
  f) Hipertensão pulmonar persistente do recém-nascido
  g) Outros
	1. Hipertensão arterial pulmonar (HAP)
	1.1 Idiopática
	  1.1.1 Não respondedores (teste de vasorreatividade)
	  1.1.2 Com resposta aguda (teste de vasorreatividade)
	1.2 Hereditária
	1.3 Associada a uso de drogas e toxinas
	1.4 Associada com:
	  1.4.1 Doenças do tecido conjuntivo
	  1.4.2 Infecção por HIV
	  1.4.3 Hipertensão portal
	  1.4.4 Doença cardíaca congênita
	  1.4.5 Esquistossomose
	1.5 HAP com achados de comprometimento venoso/capilar (doença veno-oclusiva ou hemangiomatose capilar pulmonar)
	1.6 Hipertensão pulmonar persistente do recém-nascido

2. Hipertensão pulmonar venosa
2.1 Doença cardíaca esquerda atrial ou ventricular
2.2 Valvulopatia cardíaca esquerda
2.3 Compressão extrínseca das veias pulmonares
  a) Mediastinite fibrosante
  b) Adenopatias/tumores
2.4 Doença veno-oclusiva pulmonar
2.5 Outras
	2. HP associada à doença cardíaca esquerda
	2.1 Insuficiência cardíaca
	  2.1.1 Com fração de ejeção preservada
	  2.1.2 Com fração de ejeção reduzida ou levemente reduzida
	2.2 Doença valvular cardíaca
	2.3 Condições cardiovasculares congênitas ou adquiridas que levam à HP pós-capilar

3. HP associada a doenças respiratórias ou hipoxemia 3.1 Doença pulmonar obstrutiva crônica 3.2 Doença intersticial pulmonar 3.3 Doenças respiratórias do sono 3.4 Doenças de hipoventilação alveolar 3.5 Exposição crônica a altas altitudes 3.6 Doença pulmonar neonatal 3.7 Displasia alvéolo-capilar 3.8 Outras	3. HP associada a doença pulmonar e/ou hipóxia 3.1 Doença pulmonar obstrutiva ou enfisema 3.2 Doença pulmonar restritiva 3.3 Outra doença pulmonar com padrão misto restritivo/obstrutivo 3.4 Síndromes de hipoventilação 3.5 Hipóxia sem doença pulmonar (ex.: alta altitude) 3.6 Desordens de desenvolvimento pulmonar

4. HP por doença embólica ou trombótica crônica
4.1 Obstrução tromboembólica das artérias proximais pulmonares
4.2 Obstrução das artérias pulmonares distais
    a) Embolia pulmonar (trombo, tumoral, ovos ou parasitas, corpo estranho)
    b) Trombose *in situ*
    c) Doença falciforme
	4. HP associada a obstruções arteriais pulmonares
	4.1 HP tromboembólica crônica
	4.2 Outras obstruções arteriais pulmonares

5. HP causada por doenças que afetam diretamente a vasculatura pulmonar
5.1 Inflamatórias
    a) Esquistossomose
    b) Sarcoidose
    c) Outras
5.2 Hemangiomatose capilar pulmonar
	5. HP com mecanismos multifatoriais ou ainda incertos
	5.1 Doenças hematológicas
	5.2 Doenças sistêmicas
	5.3 Doenças metabólicas
	5.4 Insuficiência renal crônica com ou sem hemodiálise
	5.5 Microangiopatia trombótico-tumoral pulmonar
	5.6 Mediastinite fibrosante

Fonte: Elaboração própria da autora.

No que diz respeito ao tratamento, havia naquele momento a disponibilidade de duas drogas que tinham se mostrado efetivas para o tratamento da HPP, o epoprostenol,[34] e altas doses de bloqueadores de canal de cálcio – estes direcionados a pacientes que respondiam agudamente aos testes de vasorreatividade.[35]

I.2.4 Terceiro Simpósio da OMS sobre Hipertensão Arterial Pulmonar (Veneza, 2003)

A partir desse encontro, os eventos passaram a se repetir a cada cinco anos. Em cada um deles, apresentavam-se os conhecimentos sobre HAP acumulados no período entre os simpósios, desde mecanismos de doença, biologia molecular, genética, história natural, epidemiologia, quadro clínico e, por fim, estudos clínicos terapêuticos. Nesse evento de 2003, especialistas foram chamados a avaliar a propriedade e a utilidade da classificação proposta em 1998. De uma forma geral, houve concordância sobre a utilidade da classificação para fins clínicos e epidemiológicos.[36]

Vale notar que, apesar de muitas lacunas no conhecimento de fatores desencadeantes para HAP, em 2003 foi enfatizada a provável associação da mutação BMPR-2 (*bone morphogenetic protein receptor-2*), parte da superfamília TGF-beta (*transforming-growth-factor-beta*) com formas familiares ou idiopáticas da doença.

Outro ponto importante foi o reconhecimento de que o remodelamento e a proliferação vascular pulmonar são fatores tão ou mais importantes na patogênese da HAP do que a vasoconstrição, conforme se entendia até aquele momento. A identificação do papel da disfunção endotelial, traduzida pelo aumento prolongado dos níveis de endotelina, associado a reduções crônicas nos níveis de óxido nítrico (NO) e prostaciclinas, embasou o desenvolvimento de alvos farmacológicos específicos.[37]

No que concerne ao tratamento, havia, até então, três classes de drogas efetivas para o tratamento de HAP: prostanoides, antagonistas de receptores de endotelina e inibidores de fosfodiesterase tipo 5. Para guiar os clínicos na escolha das melhores opções terapêuticas para os pacientes com HAP, propôs-se nesse encontro um algoritmo de tratamento. Diante da raridade da doença e da complexidade do manejo diagnóstico e terapêutico dos pacientes com HAP, foi colocada a propriedade de que o cuidado fosse preferencialmente multidisciplinar e realizado em centros de referência.

I.2.5 Quarto Simpósio Mundial em Hipertensão Pulmonar (Dana Point, 2008)

O simpósio mundial de 2008 teve como um dos principais objetivos a revisão do progresso ocorrido em termos de tratamento, uma vez que mais de 15 grandes estudos clínicos randomizados haviam sido feitos. Para além disso, esses grandes eventos com especialistas e estudiosos em HP sempre se configuraram como momentos de revisão da classificação diagnóstica com base no acumulado de conhecimento dos aspectos clínicos e patogênicos. Adicionalmente, desse simpósio em diante criou-se espaço para a discussão e a formulação de propostas para novas investigações.

Referente à investigação das potenciais causas para o desenvolvimento da síndrome, foi ressaltado que alterações embrionárias ou fetais podem ser relevantes na HP, sobretudo nas doenças pediátricas. Também foram salientados o papel do processo inflamatório – particularmente nas doenças do tecido conjuntivo e na doença pulmonar obstrutiva crônica – e seu provável envolvimento nos mecanismos de remodelamento vascular. Enfatizou-se também a importância do endotélio na patogênese da HAP, bem como a forte associação do gene BMRP-2 e HP. Por fim, outros marcadores genéticos foram identificados.

Diante do número crescente de opções terapêuticas, discutiram-se e propuseram-se fluxos otimizados para um diagnóstico acurado e precoce, bem como modalidades para previsão de desfechos e prognóstico. Além de medidas ecocardiográficas e hemodinâmicas, foi enfatizada a importância do uso de biomarcadores, como a proteína natriurética cerebral (*brain natriuretic protein*, BNP). O algoritmo de tratamento foi revisto para inclusão das novas drogas então disponíveis e o manejo terapêutico de pessoas menos sintomáticas, por meio da adoção de estratégias de tratamento orientadas por metas.[38] Prostanoides, antagonistas de receptores de endotelina e inibidores de fosfodiesterase-5 seguiam como opções eficazes. Foram revisadas opções cirúrgicas, como tromboendarterectomia, septostomia atrial ou transplante de coração e pulmão. Por fim, foi novamente enfatizada a necessidade de esforços colaborativos e multicêntricos para prover registros internacionais, estudos genômicos e estudos clínicos.[39]

I.2.6 Quinto Simpósio Mundial em Hipertensão Pulmonar (Nice, 2013)

Em 2013, os 12 grupos de trabalho produziram um simpósio particularmente prolífico, com modificações em diversas frentes, com destaque para a genômica. A força-tarefa de genética e genômica confirmou a detecção de mutações para genes conhecidos (BMPR-2, ALK-1, Endoglina, SMAD-9, CAV-1) em 75% dos pacientes com HAP familiar. Além disso, novas técnicas de sequenciamento permitiram a identificação de um gene codificante de canal de potássio (KCNK-3).

Já no aspecto fisiopatológico, particular atenção foi dada à adaptação do ventrículo direito (VD) à pós-carga elevada em pacientes com HP. O grupo de fisiopatologia encorajou a aplicação dos conceitos de fenótipos de VD como "adaptado" ou "mal-adaptado", com suas características específicas clínicas, moleculares, estruturais e hemodinâmicas.[40]

Além disso, a classificação anteriormente desenvolvida sofreu modificações: entre elas, destacam-se a categorização da HP persistente do recém-nascido e a realocação das anemias hemolíticas crônicas do grupo 1 para o grupo 5.

Importante também foi a nova definição hemodinâmica da HAP, que incluiu o dado da resistência vascular pulmonar, antes ausente na definição.

As recomendações para o tratamento também foram objeto de alterações, e os algoritmos de diagnóstico e tratamento foram novamente atualizados.[41]

Adicionalmente, foi reforçada a necessidade de estabelecer múltiplas metas para definir o sucesso de tratamento, que incluíssem não apenas sintomas, mas capacidade de exercício e função ventricular direita.[42] Por fim, a discussão de estudos clínicos para novas drogas confirmou a necessidade de adotar desfechos primários de morbidade e mortalidade.

I.2.7 Sexto Simpósio Mundial em Hipertensão Pulmonar (Nice, 2018)

O sexto simpósio teve a participação de 124 especialistas e 13 grupos de trabalho. Sem dúvida, a proposição mais impactante foi a revisão do critério hemodinâmico para a definição de HP, vigente desde sua escolha – de certo modo aleatória – em 1973. A nova definição de HP pré-capilar inclui a presença de PMAP > 20 mm Hg associada à resistência vascular pulmonar (RVP) elevada ($\geq$ a 2W), independentemente da etiologia. Não há evidências claras sobre a eficácia das medicações para HAP em pacientes que têm PMAP entre 21 e 24 mm Hg e RVP entre 2 e 3 W. Em função dessa modificação, HP associada à doença cardíaca esquerda também teve suas definições revistas, bem como as HPs associadas a todos os outros grupos da classificação de hipertensão pulmonar.[43] Todas as modificações em relação a diagnóstico, classificação e manejo terapêutico foram consolidadas e publicadas em documento em 2022.[44]

Por apresentarem características próprias de evolução e prognóstico, os pacientes com HAP e respondedores a bloqueadores de canal de cálcio foram categorizados separadamente dos demais do grupo 1.

No contexto do plano terapêutico voltado às metas de tratamento, foram extensamente discutidos aspectos envolvidos na estratificação de risco e sua relação com a estratégia terapêutica. A proposta do uso de uma abordagem multiparamétrica para estratificação de risco foi enfatizada, acoplada à recomendação de usar o maior número possível de variáveis, incluindo as clínicas, funcionais, da função ventricular e hemodinâmicas, além de biomarcadores. O algoritmo de prescrição terapêutica foi atualizado, conforme a estratificação do risco do paciente em baixo, intermediário ou alto risco (de mortalidade em um ano). Nele, incluíram-se desde as estratégias iniciais (inclusive monoterapia), até terapia dupla ou tripla. Caso o paciente não se encontre na meta terapêutica, ou seja, estratificado como baixo risco, a indicação é proceder a um escalonamento terapêutico.

Nessa edição, foram revisados os conhecimentos acumulados em diversas áreas. As pesquisas de genômica apresentadas permitiram estimar que entre 25 e 30% dos casos de HAPI têm uma causa genética mendeliana. Além disso, foi rediscutida a fisiopatologia da unidade cardiopulmonar, esta última entendida como o ventrículo direito e o sistema vascular pulmonar. Adicionalmente, o papel dos exames de imagem, como ecocardiograma e ressonância magnética cardíaca, foi revisitado. Outros grupos de HP (como grupo 3 e grupo 4), bem como as HPs da faixa etária pediátrica, tiveram revisões específicas.

De destaque ainda foi a criação de um novo grupo de trabalho nesse evento, dedicado à discussão das perspectivas dos pacientes. Nesse tópico foram discutidos aspectos de qualidade de vida e de desfechos voltados para a vida do paciente, a necessidade de acesso dos pacientes a centros com abordagem multidisciplinar que incluam medicina narrativa, tomadas de decisão compartilhadas e cuidados paliativos. Abordou-se também o papel das associações de pacientes para cuidado dos enfermos e dos cuidadores, bem como seu papel na luta por acesso a melhor padrão de cuidado e tratamentos.

ORGANIZAÇÃO DO CONHECIMENTO E EVOLUÇÃO DAS CLASSIFICAÇÕES...

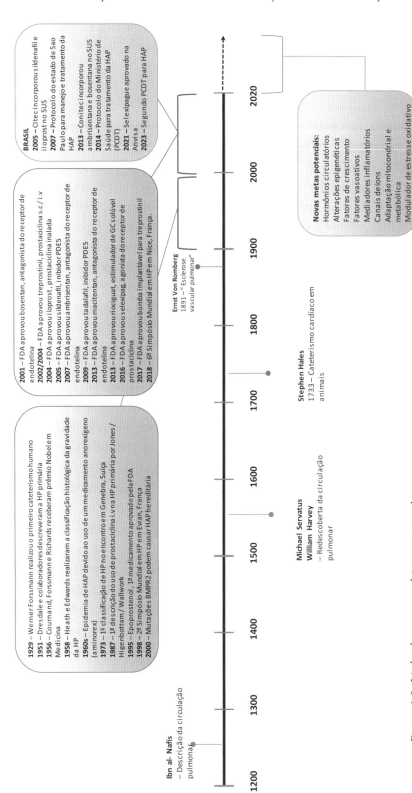

Figura 1.2: Linha do tempo na hipertensão pulmonar.
Fonte: Adaptado e modificado a partir de Sommer *et al.*, 2021.

I.3 Entendimento atual da hipertensão pulmonar

I.3.1 Patogenia da hipertensão pulmonar

A hipertensão pulmonar é uma condição hemodinâmica complexa, progressiva e muitas vezes fatal, e pode estar associada a várias causas, como explicitado anteriormente. Algumas mutações genéticas foram identificadas como um fator causal potente em alguns casos de HAP idiopática e na HAP hereditária. Hipóxia alveolar, seja causada por exposição a altas altitudes, seja por doenças pulmonares crônicas ou situações que causam hipoventilação, também é identificada como uma causa de HP. Em quaisquer dessas situações, as consequências do aumento da pós-carga (pela elevação da resistência vascular) levando à sobrecarga e à hipertrofia do ventrículo direito conferem um mau prognóstico para os pacientes, com potencial de evolução para insuficiência ventricular direita e morte.

Os achados da patologia, as mutações genéticas e qual processo fisiopatológico é predominante em determinado indivíduo são aspectos que podem variar conforme a causa da HP, isto é, se é uma hipertensão arterial pulmonar do grupo 1 – em que o problema primário é o envolvimento dos pequenos vasos pulmonares –, se é uma HP pré-capilar de algum outro grupo (3, 4 ou 5), ou até uma pós-capilar (grupos 2 ou 5). Apesar de todas essas potenciais diferenças, as alterações fisiopatológicas decorrem, em grande parte, de vasoconstrição mantida e de remodelamento das três camadas da vasculatura pulmonar distal. O endotélio vascular da circulação pulmonar é uma fonte de substâncias vasodilatadoras e vasoconstritoras, e, no pulmão normal, o balanço entre estas favorece a vasodilatação, o que contribui para a baixa resistência do sistema vascular pulmonar. Um endotélio disfuncional propiciará redução na liberação de NO e PGI_2, aumento de endotelina 1 (ET-1) e tromboxano. De maneira simplista, pode-se dizer que o desbalanço entre vasodilatadores e vasoconstritores endógenos, associado com o remodelamento vascular pulmonar, resulta em vasoconstrição sustentada da rede vascular e aumento da resistência vascular pulmonar.

No entanto, para compreender as especificidades da síndrome, é essencial que tenhamos clareza sobre o funcionamento normal da circulação pulmonar. Passo a descrever aspectos importantes da circulação pulmonar normal, para então brevemente pontuar os principais achados patológicos da circulação pulmonar que levam ao aumento da resistência vascular, alteração característica de praticamente todas as formas de HP.

Anatomia normal – breve panorama

A circulação pulmonar inclui uma rede arterial pulmonar que se ramifica acompanhando as vias aéreas, uma rede de capilares entranhada com a massa de alvéolos e um sistema venoso que drena o sangue oxigenado para o lado esquerdo do coração. No pulmão, após o nascimento, a artéria pulmonar principal que leva o sangue do ventrículo direito para os pulmões tem um diâmetro semelhante ao da aorta (menor que 3 cm).[45] Antes e imediatamente após o nascimento, a parede da artéria pulmonar principal é praticamente igual à da aorta, mas, conforme o tempo passa, o tecido elástico da parede do vaso gradualmente diminui, de modo que, no adulto, a parede da artéria pulmonar é muito mais fina do que a da aorta.[46]

A artéria pulmonar principal se divide em duas (direita e esquerda), e cada uma delas se divide em artérias lobares, antes de penetrar nos pulmões. Dentro dos pulmões, as ramificações arteriais seguem o padrão mais irregular e assimétrico da ramificação das vias aéreas. Esse padrão de ramificação segue até os ramos intralobulares (arteríola e bronquíolo do lóbulo pulmonar secundário).

Artérias pulmonares maiores (> 2.000 μm de diâmetro externo, ou > 2 mm) são classificadas como elásticas, e a camada média é composta predominantemente de fibras elásticas e algum músculo liso.[47, 48] As artérias elásticas se estendem até cerca da sexta geração da árvore brônquica. Conforme o diâmetro dos vasos arteriais reduz, diminui progressivamente a população de fibras elásticas, e aumentam as fibras musculares. A partir de aproximadamente metade do eixo axial (vasobrônquico), em torno da sétima geração brônquica, começam as artérias musculares, as quais têm entre 150 e 2.000 μm de diâmetro externo.[49] Conforme se ramificam e reduzem de tamanho, as artérias musculares originam artérias nas quais a secção transversal mostra apenas "crescentes" de fibras musculares. Nesse ponto, as fibras musculares se dispõem em espiral ao longo do vaso, até que finalmente desapareçam. Acima de 140 μm, as artérias são musculares, e abaixo de 30 μm, totalmente não musculares. Entre 30 e 140 μm, a população é mista, podendo haver artérias musculares, não musculares ou parcialmente musculares.[50]

A parede das artérias compreende ainda fibras de colágeno e fibroblastos na adventícia, uma lâmina elástica longitudinal – os quais facilitam sua expansão durante o ciclo respiratório –, e uma fina camada íntima, composta de células endoteliais.

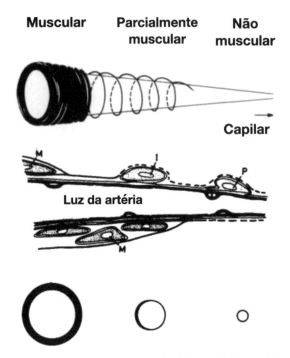

Esquema que mostra que, na parte superior, à microscopia ótica, ao final de qualquer via arterial, a camada muscular dá lugar a uma camada parcialmente muscular antes de fibras musculares não serem mais vistas em artérias menores (porém ainda maiores do que os capilares). Na microscopia eletrônica (representação do meio), nota-se a presença de duas células precursoras do músculo liso na região não muscular: a célula intermediária (1) tem sua própria membrana basal; o pericito (P) compartilha o das células endoteliais; ambos estão encerrados em uma única lâmina elástica. O músculo maduro possui uma camada interna e outra externa. Na parte inferior, vasos musculares, parcialmente musculares, não musculares em seção transversal.

Figura 1.3: Ilustração da transição das artérias musculares.
Fonte: Adaptada de Reid, 1986.

Pequenas arteríolas têm uma camada desigual e irregular de células musculares e, na sua progressiva ramificação, dão origem a arteríolas menores e não musculares, localizadas já adjacentes aos bronquíolos terminais.[51, 52]

A partir desse ponto, ao chegarem à massa alveolar, as pequenas arteríolas geram capilares pulmonares que formam uma rede em contato íntimo com as paredes alveolares. Os capilares pulmonares têm uma camada muito fina de células endoteliais e compõem a maior parte da superfície da vasculatura pulmonar, algo que no adulto humano totaliza uma área em torno de 126 m².[53] Interessante mencionar que a espessura da parede dos capilares varia bastante, havendo regiões onde esta se resume à espessura de um pouco de citoplasma entre duas finas membranas plasmáticas (20 a 30 nm).[54] Após a troca gasosa que ocorre na rede capilar, o sangue flui para as vênulas, que são estruturalmente bastante semelhantes às pequenas arteríolas. Diferentemente das pequenas arteríolas, entretanto, as vênulas drenam diversas unidades de tecido respiratório e não correm paralelamente à ramificação bronquiolar.[55]

Uma característica fundamental da rede vascular pulmonar – e que decorre diretamente da grande extensão do leito capilar – é que se trata de um sistema de baixa pressão capaz de acomodar todo o volume do débito cardíaco. Dos cerca de 500 ml de volume sistólico que o ventrículo direito impulsiona a cada sístole no sistema arterial pulmonar, 140 ml de sangue são distribuídos em 277 bilhões de capilares. Essa extensa rede capilar é irrigada a partir de algo como 10^8 segmentos vasculares pulmonares com 15-40 µm de diâmetro, e consegue dissipar a pressão oriunda de um meio vascular composto por células musculares lisas em artérias menores que 70 µm de diâmetro. Para otimizar a troca gasosa, as pressões de perfusão capilar devem ser baixas.[56]

Alterações fisiopatológicas na hipertensão pulmonar

Nesta seção, serão abordados os diversos fatores importantes na patogenia da hipertensão pulmonar, como a disfunção endotelial, o remodelamento dos vasos pulmonares e a inflamação.

Disfunção endotelial – O termo disfunção endotelial na HP em geral se refere ao comprometimento dos mecanismos do endotélio envolvidos na vasodilatação pulmonar, com predomínio da vasoconstrição. Entretanto, outros aspectos e processos estão associados à disfunção endotelial, como redução das propriedades anticoagulantes, alterações em metabólitos ativos (maior expressão de vasoconstritores e redução da expressão de vasodilatadores), produção de espécies reativas de oxigênio, aumento da expressão de moléculas de adesão (E-selectina, molécula de adesão intercelular 1, molécula de adesão celular vascular 1, fatores de crescimento e citocinas). Alguns desses fatores prejudicam mecanismos de reparo e angiogênese, com impacto no remodelamento vascular.[57, 58]

Resposta à hipóxia

A vasoconstrição hipóxica, se mantida cronicamente, pode levar a remodelamento vascular. Células musculares lisas especializadas[59] sofrem despolarização quando expostas à hipóxia alveolar, o que leva a um aumento do cálcio intracitoplasmático.[60] Estudos com animais mostraram que o fenômeno de vasoconstrição hipóxica ocorre desde as pequenas artérias – 50 até 80 μm – até artérias maiores, de até 1,2 mm.[61] Considerando que o remodelamento vascular na HP pode envolver artérias nessa faixa de diâmetros, é possível que efeitos de vasoconstrição excessiva e mantida, associados a um crescimento celular desordenado (e redução da morte celular), estejam envolvidos nas alterações estruturais na circulação pulmonar na HP.[62, 63]

Na realidade, a hipóxia como um gatilho para desenvolvimento de HP é reconhecida desde o início do século XX, quando a altitude foi identificada como uma causa primária de edema pulmonar, aumento do volume e da dilatação cardíacos, e mesmo insuficiência cardíaca, em gado que vivia em altas montanhas no Colorado (EUA).[64] A partir de então, diversos modelos experimentais foram desenvolvidos para estudo da HP por exposição à hipóxia.[65] Em humanos, muito conhecimento se acumulou a partir do estudo de populações residentes em altas altitudes, como os tibetanos, andinos e etíopes. Embora haja diferenças nos mecanismos adaptativos entre esses grupos, a ação da hipóxia é mediada pela família dos fatores induzidos pela hipóxia, ou HIF, em inglês (*Hypoxia-Inducible Factors*). Situações que levam à perda de função do HIF – como, por exemplo, a mutação gênica no HIF2a identificada em tibetanos – se correlacionam com níveis mais baixos de HP.[66] Em contrapartida, há situações que levam a um aumento da funcionalidade do HIF; por exemplo, indivíduos com policitemia Chuvash – uma doença genética congênita rara que cursa com prejuízo na via de degradação do HIF – têm sensibilidade exacerbada à hipóxia e suscetibilidade para desenvolver HP mesmo fora de altas altitudes.[67]

Proteínas HIF são constitutivamente sintetizadas, e é o sistema PHD-VHL-HIF (*prolyl-4-hydroxylase-von Hippel Lindau-hypoxia inducible factor*) que regula sua taxa de degradação. Esse sistema mantém baixos níveis de HIF nas células em situação de normóxia, mas na hipóxia a atividade do sistema é reduzida, o que resulta em um acúmulo da proteína HIF.

Outro aspecto relevante é que a exposição de células endoteliais pulmonares à hipóxia pode elevar a expressão da HIFa. Estudos experimentais mostram que heterozigose para HIFa e/ou deleção da proteína nas células musculares lisas têm um efeito protetor para HP induzida por hipóxia.[68, 69] Alguns estudos mostraram que mutações gênicas adaptativas ocorrem nas três populações acima mencionadas. Todas as três apresentam taxa de mutações aumentadas no sistema PHD-VHL-HIF, incluindo os genes HIF2a, HIFb, prolyl-4-hydroxylase 2 (PHD2) e PHD3; elas apresentam várias moléculas-alvo do HIF, como VEGFb (*vascular endothelial growth factor* b) e os receptores de endotelina 2.[70]

Estudos recentes têm apoiado essa noção, ao mostrar que as células endoteliais vasculares pulmonares de lesões plexiformes em pacientes com HAP têm expressão diminuída de prolil-4 hidroxilase 2 (PHD2). Esta, por sua vez, é uma enzima que facilita a degradação dos sensores de hipóxia do HIF1 e HIF2.[71]

Apesar de este tópico ser extremamente interessante e prolífico, e seu entendimento contribuir para aumentar a compreensão dos mecanismos de doença na HP, uma revisão exaustiva desse tema está além do escopo deste livro. Para interessados em aprofundar-se no tema, há excelentes revisões a respeito do assunto.[72] Na sequência, discutiremos outro aspecto central da síndrome, a saber, o remodelamento vascular.

Remodelamento vascular – O remodelamento vascular é possivelmente a alteração estrutural mais importante na patogenia da hipertensão pulmonar, pois leva ao aumento da resistência vascular e contribui diretamente para o aumento da pressão arterial pulmonar. A patologia vascular pulmonar esteve presente em todos os simpósios mundiais sobre o tema, especialmente no de 1973, ao qual foram incorporados achados e contribuições de diversos patologistas dedicados ao estudo da HP, como Wagenvoort, Reid, Edwards e Heath.[73, 74] Embora a hipertensão pulmonar possa surgir em decorrência de vasoconstrição ou de alterações estruturais, pode-se dizer que não há estado de doença que se deva apenas à constrição dos vasos.

As alterações descritas como remodelamento vascular pulmonar podem envolver artérias e veias. No que diz respeito ao lado arterial, há envolvimento dos diversos compartimentos vasculares, como a camada íntima formada pelas células endoteliais, a camada média composta predominantemente por células musculares lisas e a camada adventícia, na qual prevalece a população de fibroblastos, e na HP, células inflamatórias.[75] O remodelamento envolve crescimento descontrolado das células endoteliais, musculares lisas e fibroblastos, além de infiltração de células inflamatórias, achados que afetam principalmente os vasos pré-capilares, com diâmetro entre 50 e 500 μm. Além disso, ocorre também extensão da camada muscular para arteríolas não muscularizadas e capilares. Vasos pós-capilares podem também apresentar remodelamento, sobretudo em algumas condições específicas, como doença venoclusiva pulmonar (DVOP), hemangiomatose pulmonar, HAP associada à esclerodermia, HPTEC.[76] Na HP do grupo 2, secundária a doenças cardíacas, o remodelamento vascular começa pelo compartimento pós-capilar.[77]

Remodelamento da íntima

A camada íntima é constituída de uma linha de células endoteliais justapostas firmemente. De um lado, elas estão em contato com o fluxo sanguíneo; de outro, com a camada média muscular. Como já mencionado, na circulação pulmonar normal, a vasta superfície do leito capilar contribui para as baixas pressões de perfusão nos pulmões.

Na HAP, a camada íntima pode estar espessada cerca de três vezes, cálculo estimado a partir do espessamento fracional da íntima, que corresponde à contribuição do espessamento da íntima para o diâmetro total do vaso. Esse espessamento da íntima aumenta em cerca de 40 vezes a resistência vascular pulmonar.[78] No entanto, essa característica não se apresenta de forma uniforme em todos os tipos de HAP, uma vez que o espessamento fracional da íntima parece ser mais intenso na HAPI comparativamente com a HAP associada a alguma outra condição mórbida. Além disso, esse índice também é maior em pacientes com mutações documentadas para a BMPR-2, em comparação àqueles sem mutação identificável.[79]

Para além do espessamento dessa camada, cabe ressaltar que há vários tipos e padrões de alterações estruturais na íntima, podendo haver predominância de colágeno e mucina, células tipo fibroblastos ou células endoteliais.

Especificamente sobre esta última variação, é frequente o achado de lesões plexiformes; essas são constituídas pela proliferação desorganizada de células tipo endoteliais,[80] formando estruturas "glomeruloides". Foi demonstrada expressão de marcadores de angiogênese nessas lesões, como fator de crescimento endotelial vascular (VEGF), receptores de VEGF e fator induzido por hipóxia (HIF-1-α).[81] Essas lesões são frequentes em HAP (grupo 1), sobretudo na HAPI, podendo também ser encontradas em casos de HAP associada, especialmente, a doenças do colágeno.[82]

Outras alterações descritas são as denominadas lesões concêntricas obliterativas. Estas se caracterizam por um arranjo misto de células endoteliais e células musculares, em uma lesão com aspecto de "casca de cebola". Tanto as lesões plexiformes quanto as lesões concêntricas são ligadas à HAPI,[83] sendo que as plexiformes tendem a se localizar distalmente às concêntricas.[84]

Até o momento, o significado fisiopatológico dessas alterações típicas da HAP não está totalmente esclarecido. Nesse sentido, há um estudo recente que sugere a existência de um papel para os vasos sistêmicos, como os *vasa vasorum* (presentes na adventícia das artérias pulmonares) e as artérias brônquicas (correm no tecido conjuntivo peribrônquico) na vasculopatia plexiforme. Utilizando reconstrução tridimensional digital para analisar cortes seriados de pacientes com HAP, Galambos e colaboradores encontraram evidências sugestivas da ocorrência de *shunt*, sendo que as lesões plexiformes poderiam representar estruturas que anastomosam microvasos brônquicos com artérias e veias pulmonares.[85]

Finalmente, também foi identificada a presença de lesões paucicelulares, caracterizadas por aumento do tecido conjuntivo, incluindo matriz extracelular e, eventualmente, mucopolissacarídeos. Possivelmente essas lesões eram anteriormente descritas como alterações fibróticas da íntima.

Remodelamento da camada média

Conforme anteriormente mencionado, a camada média é composta predominantemente por células musculares. É de notar que estas sempre foram o sítio de remodelamento mais estudado, em parte pelo fato de serem as intermediadoras e executoras da vasoconstrição induzida pela hipóxia, estando, desse modo, envolvidas no remodelamento devido à hipóxia crônica. Apesar disso, há controvérsias quanto a esse tópico, com estudos mostrando dados conflitantes sobre a espessura fracional relativa da camada média em situações normais, variando de menos de 5%[86] até 20%.[87] Na HAP, em particular, o aumento da espessura da média está em torno de 20% em relação a pulmões normais.[88]

Ainda assim, estudos recentes têm mostrado achados promissores; um fato interessante foi a proposição de um índice que associa o espessamento da íntima com a média, na medida em que esses eventos combinados parecem se relacionar com as pressões pulmonares e a resistência vascular pulmonar.[89]

Remodelamento da adventícia

A camada adventícia também pode apresentar espessamento significativo. Estudo com autópsias de Chazova e colaboradores mostrou a presença de espessamento da adventícia em duas a quatro vezes em pacientes com HAPI *versus* controles normais.[90] Achados conflitantes foram descritos por Tuder,[91] e esse autor pondera que existem limitações metodológicas para a avaliação desse achado. Apesar disso, há evidências de que a adventícia funcione como um polo sinalizador para células inflamatórias, participando da interação entre fibroblastos residentes e macrófagos circulantes.[92]

Ilustrações e cortes histológicos com algumas lesões patológicas típicas de pacientes com HAP podem ser visualizados nas Figuras 1.4 e 1.5.

Outros achados patológicos importantes na HP

Trombose *in situ*: Digna de nota é a presença frequente de trombose *in situ* em pequenas artérias muscularizadas.[93] Provavelmente a perda de integridade do endotélio e a ativação plaquetária são fatores que contribuem para esse achado.[94]

Comunicações pulmonares sistêmicas: A função e a importância das comunicações entre circulação pulmonar e sistêmica têm sido objeto de interesse recente e foram foco de revisões sobre o tema no sexto simpósio de HP, em 2018. Além do possível papel de anastomose entre vasos sistêmicos e pulmonares para as lesões plexiformes,[95] a análise morfométrica de secções de tecido pulmonar explantado de pacientes com HAP (incluindo HAPI e a HAPH associada à mutação BMPR2) evidenciou a presença de *shunt* entre a vasculatura brônquica e pulmonar.[96] Nesse estudo, os autores relataram que hipertrofia e dilatação das artérias brônquicas, além de aumento da densidade dos microvasos brônquicos, tiveram correlação com remodelamento venoso pulmonar em pacientes com HAP hereditária.[97] Além disso, grandes estruturas vasculares fibrosas ["SiMFis" (lesões fibrovasculares milimétricas singulares)] parecem conectar a vasculatura sistêmica às artérias e veias pulmonares. No entanto, ainda não foi identificado um papel funcional da vasculatura sistêmica hipertrófica na HAP, a qual permitiria o curto-circuito de uma obstrução arterial pulmonar primária.

Comprometimento venular: Outro aspecto de destaque recente e que apareceu nesse mesmo encontro foi o comprometimento venular, que ocorre em uma parte significativa dos pacientes com HP no processo de remodelamento vascular.[98] Pulmões de pacientes com HAP associada à esclerose sistêmica muitas vezes têm achados patológicos semelhantes aos presentes na doença venoclusiva pulmonar;[99] adicionalmente, na HPTEC os pulmões apresentam comprometimento das veias pulmonares e vênulas (além do envolvimento pré-capilar).[100] Neste último caso, após o evento primário – obstrução tromboembólica crônica das artérias elásticas e musculares –, ocorre remodelamento vascular afetando as arteríolas pré-capilares e as vênulas pós-capilares.[101] A hipertrofia arterial brônquica que ocorre na HPTEC também se associa ao remodelamento venoso pulmonar, e é possível que os vasos sistêmicos pulmonares que se ligam às anastomoses broncopulmonares contribuam para essa alteração. Contudo, ainda não há estudos que confirmem essa suposição.

Inflamação na HP – O papel da inflamação na HP tem gerado muito interesse, tanto para descrição e caracterização dos achados, como para esclarecer sua importância em estudos funcionais. Nesse sentido, macrófagos, linfócitos[102] e mastócitos[103] têm sido reconhecidos como células participantes das alterações estruturais vistas na HAP.

Entre os estudos por ora realizados, destaca-se o de Stacher e colaboradores,[104] que avaliaram semiquantitativamente o remodelamento perivascular e encontraram correlação entre um escore de inflamação (espessamento fracional íntima+média) e os níveis de pressão arterial pulmonar. Em outra investigação, Savai e colaboradores confirmaram que macrófagos CD68 +, monócitos CD

14+ e células dendríticas se acumulam na adventícia de artérias pulmonares remodeladas de pacientes com HAPI.[105] Adicionalmente, também foi indicado um aumento em populações de linfócitos T. Ademais, há extensa documentação de mecanismos inflamatórios em alguns tipos de HP, como a induzida experimentalmente por monocrotalina – mediada por IL-1.[106] Por fim, há de mencionar que outros autores observaram importante participação de outras interleucinas, como IL 6, IL 8, IL-20 e I-12.[107, 108, 109]

A conexão entre HAP e inflamação tem se mostrado um campo profícuo de investigação recente. Estudos experimentais têm demonstrado que inflamação perivascular com celularidade mista precede o desenvolvimento das alterações estruturais de remodelamento vascular na HP. Esses achados reforçam o entendimento de que existe uma desadaptação dos sistemas inflamatório e imunológico, e que isso pode contribuir para o remodelamento vascular. A identificação de agregados linfoides de variados tamanhos que se assemelham a folículos linfoides altamente organizados em pulmões de pacientes com HAP corrobora essa percepção. Além disso, está estabelecido que os níveis circulantes de mediadores inflamatórios têm correlação com piores desfechos clínicos na HAP, e que alterações nos subconjuntos de células circulantes, como neutrófilos e linfócitos, podem ser observadas.[110, 111, 112]

Células vasculares pulmonares, assim como células musculares lisas, células endoteliais, fibroblastos e miofibroblastos, exibem um perfil pró-inflamatório com expressão aumentada de diversas citocinas e moléculas de adesão de células inflamatórias, como a molécula de adesão intercelular 1 (ICAM-1). Tem sido identificada secreção excessiva de IL-1, IL-6, LTB4, fator inibidor da migração de macrófagos, leptina e TNF-alfa, além da inativação de FoxO1, achados que, em conjunto, reforçam o papel da inflamação na mediação das alterações estruturais e funcionais na vasculatura pulmonar na HAP e das alterações estruturais e funcionais na circulação pulmonar na HAP.[113, 114, 115, 116]

Outros aspectos recentemente discutidos incluem a evidência de alterações na função de linfócitos T e de recrutamento de células dendríticas para lesões vasculares em tecidos de pacientes com HAP. Autoanticorpos circulantes são comumente detectados em pacientes com HAP, mesmo sem evidência de condição autoimune associada. Esses achados reforçam a possibilidade de que ocorra uma má adaptação da resposta imune.[117]

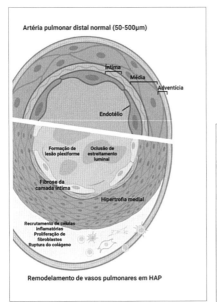
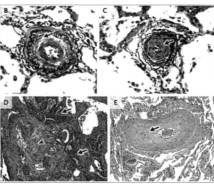

Figura 1.4: Histologia do remodelamento vascular (I).[118]

Painel A: ilustração dos achados de remodelamento dos vasos pulmonares. **Painel B**: coloração para elastina em um vaso pulmonar distal mostra estreitamento intenso do lúmen arterial com proliferação laminar concêntrica da íntima, e fibrose, com destruição da lâmina elástica interna (seta). **Painel C**: oclusão total de uma pequena artéria pulmonar (seta). **Painel D**: (hematoxilina e eosina), lesão plexiforme com lesão oclusiva proximal (ponta de seta), capilares mal formados e grandes aglomerados distais de células "tipo" endoteliais (setas). **Painel E**: (hematoxilina e eosina), lesão característica de DVOP, com fibrose intimal (seta) e obliteração acentuada da luz do vaso.

Fonte: Adaptada de Hassoum, 2021.

O processo de remodelamento vascular pulmonar, por meio da ativação de células vasculares, inflamatórias e imunológicas, também pode ser estimulado por agressões e estresses ambientais ou genotóxicos. Alguns fatores conhecidos que contribuem para a desregulação do sistema imune inato e adaptativo na HAP são hipóxia crônica, *shear stress* (tensão de cisalhamento), desregulação na sinalização de BMPR2, autoanticorpos circulantes e complexos imunes, além de estresse mitocondrial. Apesar dos avanços obtidos na exploração da complexidade da interação entre esses fatores, uma melhor compreensão dos mecanismos é necessária para determinar quais estratégias anti-inflamatórias serão mais adequadas para tratar a HAP.

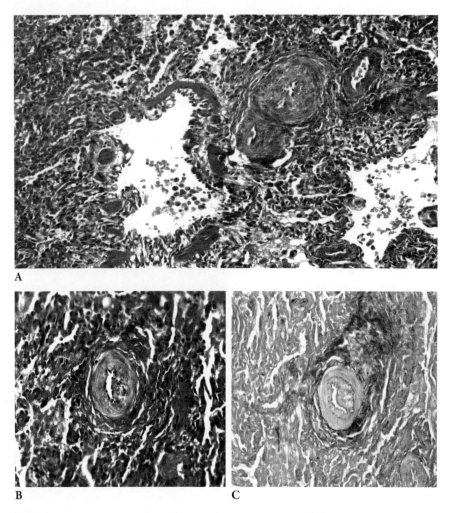

Figura 1.5: Histologia do remodelamento vascular (II). Descrição: **A**: Artéria pulmonar adjacente a bronquíolo apresentando hiperplasia da camada média e espessamento da íntima (tricrômico de Masson). **B** e **C**: Artéria pulmonar com hiperplasia da média e hipercelularidade da íntima. **B** – Tricrômico de Masson – destaque para as fibras musculares lisas hiperplásicas da camada média (ver seta). **C** – Verhoeff – observar (seta branca) a membrana elástica interna separando a camada média da íntima, que está espessada.

Fonte: Cortesia da professora Albina Altemani.

Nesse sentido, Humbert e colaboradores sumarizam de maneira rica (Figuras 1.6 e 1.7) a interação entre fatores genéticos, epigenéticos e ambientais (hipóxia, drogas, toxinas, vírus, inflamação) na patogenia da HAP, e seu potencial papel na ocorrência do remodelamento vascular que caracteriza a doença.[119] Esses múltiplos fatores (genéticos, epigenéticos e ambientais) desregulam a expressão de fatores de crescimento vascular, bem como a função de canais iônicos celulares, a secreção de hormônios e a produção de citocinas. Em conjunto ou separadamente, esses fatores ativam uma cascata complexa das vias de sinalização, levando a alterações no fenótipo da célula vascular, causando proliferação, diferenciação/des-diferenciação, alterações na apoptose e inflamação.

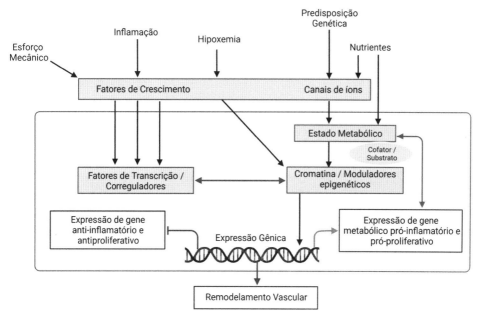

Figura 1.6: Ilustração das inter-relações entre fatores de transcrição, epigenética e metabolismo na HP.[120] Descrição: *Cross-talk* entre fatores de transcrição, epigenética e metabolismo na hipertensão pulmonar. Fatores de crescimento, canais iônicos, hormônios e citocinas ativam as vias de sinalização clássicas e fatores de transcrição, que recrutarão enzimas modificadoras da cromatina para a cromatina local. Por outro lado, os níveis de nutrientes e o metabolismo celular afetarão os níveis dos metabólitos, que são importantes substratos de enzimas modificadoras de cromatina que usam esses metabólitos para modificar tanto as histonas quanto o DNA. Variações nessas vias determinarão a remodelação e a transcrição do epigenoma e, posteriormente, a remodelação vascular.
Fonte: Adaptada de Humbert *et al.*, 2019.

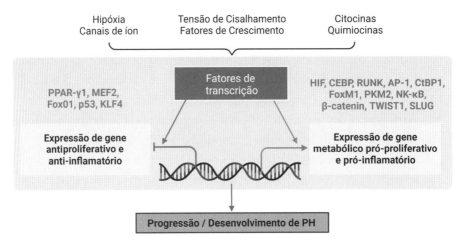

Figura 1.7: Ilustração das inter-relações entre fatores de transcrição e corregulatores transcricionais na patogênese da hipertensão pulmonar (HAP).[121] Descrição: Papel dos fatores de transcrição e corregulatores transcricionais na patogênese da hipertensão pulmonar (HAP). Múltiplos estímulos patológicos, como hipóxia, estresse de cisalhamento, estresse oxidativo, mitógenos e inflamação (citocinas e quimiocinas), desencadeiam, assim, cascatas de sinalização, que modulam o recrutamento e a ativação de fatores de transcrição e corregulatores transcricionais que determinam as respostas específicas do estímulo na HP.

Fonte: Adaptada Humbert *et al.*, 2019.

Todos esses eventos acontecem por meio de desregulação transcricional, e precocemente acabam por moldar o transcriptoma vascular pulmonar. Isso causa depleção e/ou ativação ectópica de genes ou produtos gênicos que podem produzir ou induzir processos celulares aberrantes, estes associados a remodelamento vascular.[122] Ainda não se tem clareza de como os "gatilhos" ambientais levam à desregulação transcricional. Contudo, estudos recentes têm levantado possíveis explicações para o fenômeno, tais como: a) um papel crucial para as quinases não receptoras; b) o potencial dos canais iônicos no controle do tônus arterial pulmonar e nos processos de remodelação; c) fatores de transcrição e corregulatores de transcrição da expressão gênica; d) processos epigenéticos atuando na ativação aberrante de proteínas de remodelação da cromatina, não codificantes e microRNAs; e) alterações metabólicas afetando a transcrição, processos pós-transcricionais e/ou as vias de sinalização molecular. Como está além do escopo deste livro uma discussão exaustiva do assunto, mais detalhes sobre esses tópicos podem ser consultados no texto de Humbert e colaboradores.[123]

I.3.2 Genética na hipertensão arterial pulmonar

Outro ponto de extrema importância para o atual entendimento da HAP foi a investigação genômica/genética. No final da década de 1990, foi identificado um *locus* gênico no cromossomo 2q31–32 associado à hipertensão pulmonar primária familiar.[124, 125] A partir da análise genética de famílias com histórico de HAP, essa descoberta levou, poucos anos depois, à identificação de mutações no gene que codifica o receptor de proteína morfogenética óssea II (BMPR2), membro da superfamília do fator de transformação do crescimento beta (TGF-β).[126] Posteriormente, mutações no gene BMPR2 foram identificadas também na HAPI.[127] Essa descoberta, aliada aos avanços na tecnologia genética, como o sequenciamento total do genoma e do exoma, alavancou a pesquisa e o conhecimento sobre a importância que alguns genes podem ter na patogênese da hipertensão arterial pulmonar.

Atualmente, há evidências de que cerca de 70-80% das famílias com HAP e 10-20% dos casos de HAPI têm mutações no BMPR2.[128] Estima-se que aproximadamente de 25 a 30% dos pacientes com HAP chamada idiopática tenham uma causa genética mendeliana subjacente, e deveriam, por isso, ser reclassificados como HAP hereditária (HAPH). No mesmo sentido, mutações em genes relacionados a HAP foram já identificadas em HAPI, HAPH, HAP associada a anorexígenos, DVOP/PCH (Doença venoclusiva pulmonar/Hemangiomatose pulmonar capilar), e em crianças com HAP e HAP associada a doenças cardíacas congênitas.[129]

Outras mutações menos frequentes vêm sendo observadas, e o quadro a seguir mostra um resumo dos genes identificados até este momento para HAP. É importante ressaltar a necessidade de que se chegue a um alto nível de evidência para estabelecimento da relação causal da mutação para determinado gene, antes que sejam propostos procedimentos para triagem clínica, aconselhamento ou manejo diagnóstico.[130]

Em uma grande pesquisa com cooperação de diversos centros europeus, 1.038 pacientes adultos com HAPI, HAP hereditária e HAP associada a anorexígenos, e 6.385 sujeitos-controle sem HAP foram submetidos a sequenciamento genômico total.[131] Nesse estudo, foi confirmada a presença das seguintes mutações: BMPR2 (15,3%), TBX4 (1,3%), ACVRL1 (0,9%), ENG (0,6%), SMAD9 (0,4%) e KCNK3 (0,4%). Para além dessas, foram identificadas mutações em novos genes: ATP13A3 (ATPase 13A3; 1,1%), SOX17 (SRY-box 17; 0,9%), AQP1 (aquaporin 1; 0,9%) e GDF2 (*growth differentiation factor 2/ BMP9*; 0,8%). É fundamental salientar que essas e outras mutações requerem validação posterior; devido à penetrância incompleta, os indivíduos que as portam podem não vir a manifestar a doença.

QUADRO 1.2: CLASSIFICAÇÃO DOS GENES RELACIONADOS À HAP CONFORME O NÍVEL DE EVIDÊNCIA PARA RELEVÂNCIA COMO CAUSA DA DOENÇA.

Alto nível de evidência	Baixo nível de evidência
BMPR2; EIF2AK4; TBX4; ATP13A3; GDF2; SOX17; AQP1; ACVRL1; SMAD9; ENG; KCNK3; CAV1	SMAD4; SMAD1; KLF2; BMPR1B; KCNA5
Evidências incluem mutações de novo, estudos de cossegregação, associação com estudos funcionais e de replicação.	

Fonte: Morrell *et al.*, 2019.

Uma breve explicação sobre a principal mutação parece oportuna: o BMPR2 é um receptor de serina/treonina quinase que se liga a membros da superfamília TGF-β, incluindo BMPs. O BMPR2 se expressa na superfície de muitas células, especialmente no endotélio vascular pulmonar, onde forma um complexo com os receptores tipo 1, ALK1 ou ALK2. Os ligantes de BMP ligam os receptores do tipo II (BMPR2 e Act2A e 2B), os quais recrutam receptores do tipo I (ALK2, 3 e 6) para formar um complexo heterodimérico pelo qual os receptores do tipo II induzem a fosforilação do receptor do tipo 1. Esse processo leva à iniciação de cascatas de sinalização intracelular que, em última análise, ocasionam a ativação de fatores de transcrição nuclear para regular positivamente ou suprimir genes-alvo.[132]

A perda do BMPR2 favorece a disfunção endotelial e promove transição endotélio-mesenquimal. Além da ação na célula endotelial, a perda da função do BMPR2 tem efeitos em outras células, como células musculares lisas das artérias pulmonares, fibroblastos e células imunes. A título de exemplo, células musculares lisas arteriais pulmonares com mutações BMPR2 são hiperproliferativas e resistentes aos efeitos supressivos ao crescimento dos BMPs.[133]

É importante enfatizar que, embora as mutações BMPR2 sejam claramente patogênicas e causadoras de HAP, a penetrância para estabelecer o fenótipo da doença é incompleta. As melhores estimativas são de 14% em pessoas do sexo masculino com a mutação, e 42% em pessoas do sexo feminino.[134] Tem-se que sexo feminino é um importante fator influenciador para penetrância das mutações BMPR2 na HAP, em mecanismos possivelmente ligados ao metabolismo estrogênico.[135] Como já referenciado, outros fatores que modulam a penetrância são genéticos, epigenéticos e/ou ambientais.[136]

I.3.3 Aspectos gerais da hemodinâmica pulmonar na hipertensão pulmonar

Dando sequência à caracterização da síndrome, abordaremos nesta seção o papel do ventrículo direito e as formas de adaptação encontradas em pacientes portadores de HP.

O ventrículo direito na HP

A função do ventrículo direito é o principal fator determinante da evolução clínica e da sobrevida dos pacientes com hipertensão pulmonar.[137, 138] As alterações em estrutura e função que o VD sofre ao longo da evolução da HP ocorrem em resposta ao aumento da resistência vascular pulmonar. Diante da elevação da RVP – que pode ficar multiplicada por um fator de 5 a 10 –, o VD se adapta, aumentando a espessura de sua parede (hipertrofia) e a contratilidade. No entanto, à medida que a hipertensão pulmonar progride, esses mecanismos compensatórios se tornam insuficientes, o que leva à dilatação da câmara, com evolução para progressiva perda de função ventricular. Um quadro explicativo do processo encontra-se na Figura 1.8.

É importante compreender que a falência cardíaca direita na HP é primariamente consequência do aumento da pós-carga (arterial), o que torna a descrição da "unidade cardiopulmonar" essencial.

A unidade cardiopulmonar inclui dois subsistemas funcionais principais, que são o ventrículo direito e a vasculatura pulmonar. As características intrínsecas do VD – independentes da carga – incluem contratilidade, rigidez da câmara e, talvez menos estabelecida pela literatura, a constante de tempo de relaxamento ventricular.[139] As características do sistema vascular pulmonar são a resistência e a complacência, as quais fornecem informações sobre o comportamento da circulação diante de cargas constantes e pulsáteis.

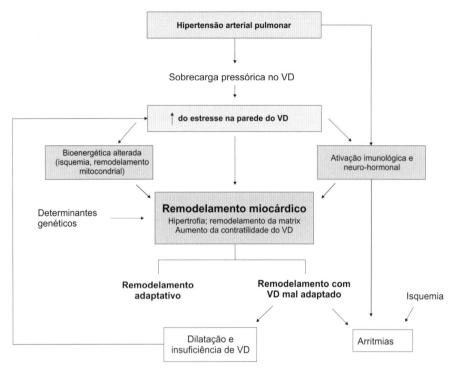

Figura 1.8: Fisiopatologia da disfunção do VD na HAP.
Fonte: Algoritmo adaptado de Vonk-Noordegraaf *et al.*, 2013.

A relação entre contratilidade ventricular e pós-carga define a função global do sistema, que pode ser descrita, por um lado, pelo débito cardíaco (DC) e pela fração de ejeção (FE), e, por outro, pelas pressões (pressão média, sistólica e diastólica). É importante definir um tipo especial de interação entre esses dois sistemas, que tem sido descrito pelo termo "acoplamento ventrículo-arterial",[140, 141] e que diz respeito à transferência de energia do VD para o subsistema arterial. Em um estado normal de acoplamento ventrículo-arterial, a função ventricular direita está adaptada à carga vascular pulmonar imposta pela resistência arterial pulmonar, de tal forma que a transferência de energia é mais eficiente. Esse acoplamento é descrito pela elastância sistólica (ventricular) (Ees) e arterial (Ea).[142]

O conceito de acoplamento é crucial para descrevermos fisiologicamente o *continuum* de adaptação ventricular que acontece na hipertensão arterial pulmonar. Um ventrículo direito adaptado se caracteriza por estar levemente dilatado, com volume sistólico preservado, função sistólica e pressões de enchimento normais. Nesse estado, a hipertrofia é concêntrica, e observam-se preservação da microcirculação miocárdica e fibrose miocárdica mínima. Já um ventrículo direito mal adaptado apresenta dilatação mais acentuada, redução do volume sistólico e da função sistólica e aumento das pressões de enchimento ventricular; a hipertrofia tende a ser excêntrica, além de ser identificável um processo de rarefação microvascular – o que leva a um desequilíbrio entre demanda e oferta de oxigênio – e fibrose miocárdica.[143]

Os mecanismos envolvidos na transição entre esses dois estados permanecem pouco compreendidos. Porém, já há evidências de que ocorram alteração na angiogênese, mudanças da oxidação da glicose para glicólise e oxidação de ácidos graxos, além de anormalidades na bioenergética mitocondrial.[144] O Quadro 1.3 mostra as principais características do VD e exames utilizados para sua avaliação nessas duas situações, ou seja, quando o processo de remodelamento ainda é suficiente (VD adaptado) e quando já deixou de sê-lo (VD mal adaptado).

QUADRO 1.3: Características estruturais, funcionais e metabólicas do VD conforme estado de adaptação à HP.

Características	VD adaptado à HP	VD mal adaptado à HP
Remodelamento		
Tamanho do VD	Normal ou dilatação leve	Aumento do VD
Razão massa/volume	Alta	Baixa
Função		
Acoplamento ventrículo-arterial	Preservado/comprometimento leve	Baixo
Fração de ejeção do ventrículo direito	Normal/discretamente reduzida	Reduzida
TCEP	Capacidade de exercício e eficiência ventilatória mantidas	Capacidade de exercício reduzida e aumento da ineficiência ventilatória
Reserva ventricular*	Possivelmente reduzida	Reduzida

BNP ou NT-ProBNP	Normal	Aumentado
Perfusão	Normal/levemente comprometida	Reduzida
Metabolismo	Captação normal de glicose	Aumento da captação de glicose
Marcadores moleculares (selecionados)**		
Micro-RNA 133a	Normal	Reduzida
Apelina	Aumentada	Muito reduzida
Fator 1 de crescimento insulina-like	Aumentada	Sem aumento
Fator de crescimento endotelial vascular	Aumentada	Normal/reduzido
Hexoquinase-1	Reduzida	Aumentada
Desidrogenase alcoólica-7	Normal	Reduzida

Fonte: Adaptado de Vonk-Noordegraaf *et al.*, 2019.
NT-proBNP: N-terminal pró-BNP.
* Reserva ventricular aqui definida pela resposta contrátil do VD ou às alterações dinâmicas na pressão diastólica final do VD durante o exercício ou ao estresse farmacológico.
** A maioria dos dados moleculares são baseados em estudos experimentais.

De acordo com esse contexto, pode-se aqui definir a síndrome da insuficiência cardíaca direita na HP, que se apresenta a partir do momento em que ocorre, em alguma medida, o desacoplamento do sistema ventrículo-arterial. Do ponto de vista clínico, as principais manifestações são a intolerância ao exercício (dispneia e fadiga) e a retenção de líquidos (edema, ascite, hepatomegalia, estase jugular). A intolerância ao exercício é uma manifestação clínica marcante da HP – em geral, o sintoma inicial da condição – e um preditor fortemente associado à sobrevida em pacientes com HAP.[145, 146] Do ponto de vista hemodinâmico, a limitação aos esforços está relacionada à redução da capacidade de aumentar o débito cardíaco no exercício.[147, 148] Como consequência, a redução do fluxo sanguíneo periférico é menor, propiciando a produção de lactato, o qual tem efeitos na fadiga muscular precoce e na própria limitação ao esforço. Outros sintomas, como síncope, também decorrem da redução da reserva ventricular. Com a progressão da disfunção cardíaca direita, podem advir arritmias cardíacas, doença renal crônica, hiponatremia e hepatopatia congestiva.[149]

Outro aspecto importante que deve ser mencionado é a interdependência entre os ventrículos direito e esquerdo, que assume particular relevância na HP. Embora usualmente considerados como câmaras independentes, é fundamental relembrar que os dois ventrículos estão interconectados pelo septo interventricular, compartilham e são circundados por fibras miocárdicas comuns, e ambos ficam dentro do mesmo saco pericárdico. Devido a essa interdependência, pacientes com insuficiência ventricular direita frequentemente apresentam alterações do relaxamento ventricular e, em casos graves, até mesmo disfunção sistólica do ventrículo esquerdo.[150, 151]

Considerando o papel fundamental da função do VD no quadro clínico e no prognóstico dos pacientes com HP e HAP, sua avaliação por métodos complementares é também essencial. Sinais de disfunção devem ser detectados precocemente na evolução dos pacientes, e isso deve ser feito preferencialmente por meio de testes não invasivos. Considerando os exames de imagem, o ecocardiograma e a ressonância magnética cardíaca são os testes que melhor avaliam a função do ventrículo direito e da carga vascular. Infelizmente, os estudos realizados até o momento não permitem recomendações definitivas sobre quais medidas desses exames são as mais relevantes na avaliação da função ventricular direita e na estimativa de prognóstico dos pacientes com HP.[152]

Diante da importância do ventrículo direito na progressão e no prognóstico da HP, e dada a complexidade de sua interação com a circulação pulmonar, bem como os mecanismos envolvidos nos processos adaptativos que ele sofre na HP, ressaltamos que uma revisão completa sobre o tema está além do objetivo deste livro. Assim, sugere-se que maiores detalhes sejam buscados em excelentes revisões sobre o assunto.[153, 154, 155, 156]

I.3.4 Diagnóstico da hipertensão pulmonar

O processo diagnóstico de hipertensão pulmonar é geralmente longo e tem dois objetivos: confirmar a presença de HP e especificar sua causa, ou a que grupo de doenças o paciente pertence (grupos 1 a 5). Isso porque o manejo terapêutico e o prognóstico diferem substancialmente entre os grupos.

Para o diagnóstico, além da suspeita clínica baseada nos sintomas e no exame físico compatível, é frequentemente necessária uma revisão completa dos exames diagnósticos já realizados com o objetivo de confirmar se os critérios hemodinâmicos estão de acordo, bem como discriminar a etiologia da HP e avaliar a gravidade funcional e hemodinâmica do paciente. A interpretação desses exames requer conhecimento e experiência em medicina respiratória, cardiologia e exames de imagem, de modo que frequentemente esse paciente será mais adequadamente avaliado por um time multidisciplinar. Essa abordagem abrangente é particularmente importante ao levar em conta que grande parte das HPs tem várias causas associadas, que requerem diferentes abordagens terapêuticas concomitantes. A causa principal da HP (ou mais de uma causa) deve ser identificada conforme a classificação clínica mostrada no Quadro 1.1. Na Figura 1.9, é possível visualizar uma proposta de algoritmo para o manejo diagnóstico da HP.

Na sequência, abordaremos os procedimentos e testes usados para o diagnóstico. É preciso ressaltar que a maior parte dos exames tem importância no momento do diagnóstico – seja para confirmar ou descartar alguma condição –, mas muitos são também essenciais no acompanhamento dos doentes e na estratificação de risco.

Quadro clínico

Na maioria das vezes, os sintomas são inespecíficos: dispneia aos esforços, fadiga, fraqueza, dor torácica, tontura ou síncope e, menos frequentemente, tosse. À medida que a doença progride e ocorre insuficiência do ventrículo direito, a pessoa pode apresentar sintomas dessa condição, como edema, ascite, distensão abdominal, além de dispneia em repouso.

Em alguns pacientes, a apresentação clínica pode estar associada a complicações mecânicas da HP, ou a uma distribuição alterada do fluxo sanguíneo no leito pulmonar. Hemoptise, por exemplo, pode ocorrer em alguns pacientes, sendo provavelmente devida ao rompimento de artérias brônquicas hipertrofiadas. Rouquidão, que ocorre em outros, é causada pela compressão do nervo laríngeo recorrente esquerdo; já a sibilância pode ser causada por compressão de vias aéreas. Casos de *angina pectoris* não são infrequentes, devido à isquemia miocárdica causada pela compressão da artéria coronária principal esquerda. Dilatações muito intensas da artéria pulmonar podem evoluir para ruptura ou dissecção, levando a tamponamento cardíaco em casos graves e, frequentemente, fatais. Finalmente, arritmias cardíacas também podem ocorrer na evolução de casos mais graves.

Entre os achados frequentes no exame físico, destacam-se hiperfonese de segunda bulha cardíaca, sopro regurgitante em focos pulmonar ou tricúspide, ritmo de galope à ausculta cardíaca, edema, estase jugular, refluxo hepato-jugular, hepatomegalia e/ou esplenomegalia, extremidades frias. A ausculta pulmonar usualmente não evidencia ruídos adventícios.

Pacientes que tenham outra doença que possa causar hipertensão pulmonar podem apresentar sintomas e/ou sinais sugestivos dessas afecções. Presença de telangiectasias, ulcerações digitais, esclerodactilia é achado frequente na esclerose sistêmica (ES). Ausculta pulmonar com estertores em velcro é associada com doenças fibróticas pulmonares. Presença de eritema palmar ou aranhas vasculares deve remeter a doença hepática. Baqueteamento digital pode ser encontrado em doenças hipóxicas crônicas (fibrose pulmonar, cardiopatias congênitas, DPOC grave), bem como em DVOP ou doença hepática.

É fundamental lembrar que o diagnóstico de HP pode ser feito em três diferentes cenários, que estão intimamente ligados ao tipo de HP. No primeiro (bastante comum), sinais de HP são encontrados em um ecocardiograma, como parte da avaliação de uma doença de base, como hipertensão arterial sistêmica ou insuficiência cardíaca. Em um segundo cenário, menos frequente, busca-se a presença de HP por esta ser uma manifestação frequente da doença de base ou por ter implicações prognósticas (exemplos, esclerodermia ou hipertensão portal). Em um terceiro cenário, este mais raro, investiga-se dispneia em uma pessoa em geral jovem e sem comorbidades.

Eletrocardiograma

O eletrocardiograma é importante como exame de triagem, mas sua normalidade não exclui HP, uma vez que achados típicos são mais frequentes nos casos graves. São característicos de HP sinais sugestivos de sobrecarga de câmaras direitas (atrial e ventricular), e os achados incluem a presença de onda

P *pulmonale*, desvio de eixo para direita, *strain* de ventrículo direito, bloqueio de ramo direito e prolongamento de QT.

Arritmias supraventriculares ocorrem em até 25% dos pacientes após cinco anos de diagnóstico e são mais frequentes em pacientes com doença grave. *Flutter* atrial é das mais frequentes, seguido por fibrilação atrial. Tais arritmias impactam no débito cardíaco, de modo que comumente levam à deterioração clínica, motivo pelo qual requerem intervenções terapêuticas, quando possível. Arritmias ventriculares são raras.[157]

Raio X de tórax

Na mesma linha do ECG, um radiograma (RX) de tórax normal não exclui HP, e achados mais típicos ocorrem principalmente em HPs graves. A despeito disso, em 90% dos pacientes com HAPI, o RX no momento do diagnóstico é anormal,[158] o que justifica, juntamente com o fato de ser um exame bastante acessível na atenção primária, sua indicação nos algoritmos diagnósticos.

É importante mencionar que, na HAPI, o RX tipicamente mostra dilatação do tronco da artéria pulmonar e das artérias pulmonares principais (e até das artérias lobares); no entanto, verifica-se ausência ou pobreza na visualização de vasos sanguíneos periféricos, este último achado sendo decorrente dos processos de vasoconstrição e remodelamento vascular. Esse aspecto difere da congestão pulmonar por doenças cardíacas esquerdas, o que pode ajudar na diferenciação com HP do grupo 2. O RX pode ainda mostrar alterações sugestivas de doenças pulmonares (HP do grupo 3), sendo por isso um exame importante na abordagem dos diagnósticos diferenciais. Em casos mais graves, pode-se observar aumento do átrio direito ou do ventrículo direito.

Testes de função pulmonar, avaliação da oxigenação

Testes de função pulmonar devem ser feitos ao longo do processo diagnóstico com o objetivo principal de identificar eventual doença de vias aéreas ou do parênquima pulmonar, condições presentes na HP do grupo 3. Preferencialmente, deve-se fazer avaliação que inclua espirometria, volumes pulmonares e difusão de monóxido de carbono (DLCO). Na espirometria e nos exames de volumes pulmonares, é frequente o achado de distúrbio restritivo, que parece associado com a gravidade da doença.[159] A DLCO em geral se encontra reduzida, mas é importante ressaltar que reduções muito intensas (abaixo de 45%) estão associadas com pior prognóstico.[160] Quaisquer reduções na DLCO abaixo de 60% devem ser analisadas com cuidado, pois podem estar associadas à doença venoclusiva, à hemangiomatose pulmonar,[161] à esclerodermia ou ainda à junção de fibrose pulmonar e enfisema, condição essa que mascara sua gravidade por cursar com espirometria pseudonormal. Em pacientes com DLCO muito reduzida e espirometria normal, é mandatória a realização de uma tomografia computadorizada de alta resolução (TCAR) para investigar alterações no parênquima pulmonar. Distúrbios obstrutivos são infrequentes, mas podem aparecer.

A gasometria frequentemente mostra hipocapnia, devido ao fato de que pacientes com HAP hiperventilam mesmo em repouso. De nota, a hipocapnia parece ser um marcador prognóstico de sobrevida nesses pacientes.[162] Outros exames fundamentais são os testes de campo, como o TC6, utilizado amplamente para estratificação de risco e estimativa de prognóstico. Além da distância caminhada, o TC6 pode revelar hipoxemia induzida pelo exercício. É relevante mencionar que, na presença de hipoxemia induzida pelo exercício sem doença pulmonar prévia ou outro achado na função pulmonar, deve-se levantar a possibilidade de existência de *shunt* arteriovenoso, como, por exemplo, intracardíaco.

A hipóxia noturna parece ser um evento frequente em pacientes com HAP.[163, 164] Para pacientes obesos ou com sintomas que sugiram alterações respiratórias durante o sono, recomenda-se a consideração do exame de polissonografia.[165]

Ecocardiograma transtorácico

O ecocardiograma transtorácico (ETT) permite avaliar os efeitos da HP no coração e estimar a pressão na artéria pulmonar. Sua praticidade, sua disponibilidade e seu caráter não invasivo são características que facilitam a realização em diversos contextos, permitindo sua repetição quando necessário. A despeito de suas limitações – de ser um exame-equipamento e examinador-dependente, e de se basear em várias medidas subjetivas –, o ETT segue como um exame diagnóstico fundamental, e a mais importante ferramenta de rastreamento de HP. Em pacientes candidatos a tratamento específico, o diagnóstico deve ser confirmado por cateterismo cardíaco direito, que segue como o exame necessário para confirmar o diagnóstico nos pacientes com suspeita de HAP. Está além do escopo deste livro revisar os detalhes técnicos sobre avaliação ecocardiográfica do ventrículo direito na HP; estes podem ser consultados em artigos de revisão e diretrizes sobre o assunto.[166, 167]

A pressão na artéria pulmonar é estimada de forma indireta pelo ecocardiograma pela medida da velocidade de pico de regurgitação tricúspide; para tanto, utiliza-se a equação de Bernoulli simplificada, que leva em consideração a pressão do átrio direito. Essa pressão é estimada pela variação respiratória no diâmetro de veia cava inferior, o que, na maioria dos casos, carrega um tanto de subjetividade durante sua mensuração. Levando em consideração tais variações na estimativa da pressão atrial direita, bem como o potencial de amplificação de erros que pode ocorrer no uso de variáveis derivadas, as diretrizes[168, 169] recomendam preferencialmente o uso do VRT de pico (em vez da PSAP) como a principal variável para inferir a probabilidade ecocardiográfica de HP. Ressalte-se ainda que a VRT pode estar subestimada na presença de regurgitação tricúspide grave, e superestimativas também podem ocorrer.[170]

Vale notar que os escores de probabilidade de HP baseados no ETT provêm de dados de adultos normais,[171, 172] e o último simpósio mundial de HP (2018) reafirmou uma associação de vários parâmetros para classificar o paciente sintomático em graus de probabilidade de ter HP. Essas faixas de probabilidade podem ser visualizadas no Quadro 1.4.[173] Alguns achados, quando presentes, são sugestivos do diagnóstico ecocardiográfico de HP e contam para avaliar o grau de probabilidade. Esses achados complementares se referem a diferentes medidas:

a) dos ventrículos: razão ventrículo direito/ventrículo esquerdo > 1,0; achatamento do septo interventricular;

b) do fluxo da artéria pulmonar: tempo de aceleração do fluxo *doppler* de saída do ventrículo direito <105 ms e/ou "entalhe" mesossistólico; velocidade de regurgitação pulmonar diastólica inicial > 2,2 m/s; diâmetro da artéria pulmonar > 25 mm;

c) das dimensões da veia cava inferior e do átrio direito: área do átrio direito (sistólica final) > 18 cm^2; diâmetro da cava inferior > 21 mm com redução no colapso inspiratório.

Em suma, as informações do ecocardiograma devem servir para estimar a probabilidade de HP, que será estratificada em alta, intermediária ou baixa. Esse resultado deve ser interpretado em um contexto clínico adequado, servindo para embasar a decisão individualizada quanto à necessidade de realizar o cateterismo cardíaco direito.

Além disso, o ETT pode contribuir para o diagnóstico etiológico da HP, mostrando a presença de sinais sugestivos de cardiopatia congênita, definindo a necessidade de exames complementares, como teste com microbolhas ou ecocardiograma transesofágico; pode também evidenciar sinais de doença cardíaca esquerda, tanto disfunção sistólica quanto diastólica.

Adicionalmente, o ecocardiograma de exercício pode ter valor para detecção de resposta hemodinâmica anormal no esforço, mas seu papel nesse contexto é incerto, dada a falta de critérios validados ou de estudos prospectivos que avaliem a confiabilidade dos achados.

QUADRO 1.4: PROBABILIDADE DE HP PELO ECOCARDIOGRAMA EM PACIENTES SINTOMÁTICOS COM SUSPEITA DIAGNÓSTICA.

VRT (m/s)	Outros sinais ecocardiográficos de HP *	Probabilidade de HP
≤ 2,8 ou não mensurável	Ausentes	Baixa
≤ 2,8 ou não mensurável 2,9 - 3,4	Presentes Ausentes	Intermediária
2,9 - 3,4 >3,4	Presentes Indiferente	Alta

* Ver texto para explicação.
Fonte: Adaptado de Frost *et al.*, 2019.

Cintilografia de perfusão e inalação

A cintilografia pulmonar ventilação/perfusão (V/Q) é outro exame incorporado ao processo diagnóstico da HP, devendo ser feita no processo diagnóstico do paciente com HP a fim de investigar a possibilidade de HPTEC. O resultado de uma cintilografia dado como normal ou avaliado como de baixa probabilidade para embolia pulmonar virtualmente exclui o diagnóstico de tromboembolismo crônico como causa de HP, pois o método tem sensibilidade de 90 a 100%, e especificidade de 94 a 100%. Caso seja sugestivo do diagnóstico, este deve ser complementado com outro exame de imagem, como angiotomografia de tórax em protocolo para tromboembolismo pulmonar, ou arteriografia pulmonar. O paciente com suspeita ou diagnóstico comprovado de HPTEC deve ser encaminhado a um centro de referência para HP.

É importante salientar que, na HAP, a cintilografia V/Q pode ser normal ou apresentar múltiplos pequenos defeitos de perfusão (sem falha na ventilação), sendo estes geralmente periféricos e não segmentares. Possivelmente tais achados refletem as áreas de redução da perfusão regionalizadas, causadas por alterações funcionais ou estruturais dos pequenos vasos pulmonares. Ademais, defeitos de perfusão (sem equivalente na ventilação) podem ser vistos também na DVOP.

Em algumas situações, a fase ventilatória pode ser substituída por um RX de tórax, ou uma tomografia de tórax (TC) de alta resolução que o paciente tenha realizado recentemente. No entanto, deve-se lembrar que por ora não há pesquisas comprovando a validade dessa prática.[174] Alguns estudos sugerem que a TC com emissão de fótons – também uma técnica de medicina nuclear – poderia ser utilizada, tendo inclusive maior acurácia que a cintilografia V/Q e a TC;[175, 176] entretanto, mais estudos são necessários para dar suporte a essa prática.

Tomografia computadorizada de tórax

Devido à grande heterogeneidade da hipertensão pulmonar, os exames de imagem – especialmente a tomografia de tórax – são fundamentais no fluxo diagnóstico. Além de ser atualmente uma técnica bastante difundida e acessível na maior parte dos hospitais, a TC auxilia no reconhecimento de achados típicos de cada um dos grupos, podendo acrescentar informações prognósticas. A depender da técnica utilizada, alterações de vias aéreas são demonstradas com precisão, além do parênquima pulmonar, do coração e dos grandes vasos, do mediastino e da circulação pulmonar. Na maior parte dos casos, a tomografia computadorizada mostra alterações estruturais e pode revelar alterações que podem ser causa ou consequência da HP.

O achado de aumento do diâmetro da artéria pulmonar ($\geq$ 29mm) ou da razão artéria pulmonar principal/aorta ascendente ($\geq$ 1,0) deve levantar a suspeita diagnóstica de HP em pacientes sintomáticos, ou mesmo assintomáticos, que tenham feito o exame por outro motivo. Quando realizada com contraste endovenoso, a TC pode fornecer informações complementares para o diagnóstico e a estratificação de risco, tais como presença de dilatação ventricular direita, aumento das artérias lobares, segmentares e subsegmentares em relação aos brônquios (razão > 1,0 é sugestiva de HP), visualização da circulação brônquica hipertrofiada e sinais de atenuação em mosaico de origem perfusional. O exame é útil ainda para confirmar a presença de trombos e avaliar a acessibilidade cirúrgica. Na avaliação de HPTEC, podem ser encontrados obstrução parcial ou total dos vasos, presença de bandas, redes ou irregularidades da íntima, estreitamento da luz dos vasos.

Entre os exames de imagem, destaca-se a TC de alta resolução (TCAR) pela alta sensibilidade na identificação de doença parenquimatosa ou de vias aéreas, contribuindo grandemente para distinção entre HP do grupo 1 e do grupo 3. A TCAR pode ainda auxiliar na suspeita diagnóstica de DVOP quando houver achados típicos, tais como sinais de edema intersticial, com evidência de opacificações e nódulos centrolobulares em vidro fosco e espessamento de septos interlobulares; nesse caso, outros achados podem ser visualizados na TC, como linfadenopatia e coleções pleurais. A hemangiomatose capilar pulmonar também pode se apresentar com pequenos nódulos em vidro fosco e espessamento de septo interlobular. É também fundamental lembrar que mesmo HAP pode apresentar vidro fosco na TCAR, que foi encontrado em 41% dos casos por Rajaram e colaboradores.[177]

A arteriografia pulmonar mantém um papel no manejo diagnóstico da HP, ainda que seja um exame cada vez menos disponível. Em muitos centros, a arteriografia é requerida na avaliação e no planejamento pré-operatório para endarterectomia em pacientes com HPTEC. Embora seja um exame útil para o diagnóstico de vasculites e más-formações arteriovenosas pulmonares, a angiografia por TC tem demonstrado boa acurácia nessas situações, e é um exame mais acessível e menos invasivo.[178]

Teste de exercício cardiopulmonar

O teste de exercício cardiopulmonar (TECP) é um método que avalia a integração cardiorrespiratória durante o exercício, bastante útil para a compreensão das alterações fisiopatológicas que levam à intolerância ao exercício. É um teste que ajuda a amplificar as alterações fisiológicas típicas da HP, como o débito cardíaco reduzido, a redução da capacidade aeróbica, a redução do limiar anaeróbico, a ventilação ineficiente, a presença de hiperinsuflação dinâmica e a dispneia.

Na HAP, o TECP é usado para complementar o diagnóstico e, quando realizado após o diagnóstico, para quantificar a gravidade da limitação para exercício, avaliar resposta à terapia e estimar o prognóstico do paciente. Para fins de diagnóstico, o TECP pode ser feito de forma não invasiva ou com testes hemodinâmicos.[179] O exame permite quantificar o grau de hipoperfusão relativa dos pulmões e da circulação sistêmica que ocorre durante o exercício em pacientes com HAP.[180] Sobre esse tópico, uma descrição detalhada das metodologias utilizadas no TECP para HP pode ser encontrada no texto de Sun e colaboradores.[181]

Alguns achados no TECP são típicos e sugestivos do comportamento fisiológico dos pacientes com HP ao exercício.[182] O comprometimento da função cardíaca resulta em redução da capacidade aeróbica, do limiar anaeróbico e do consumo de oxigênio (VO_2). Assim, alterações da razão da ventilação/minuto para a produção de dióxido de carbono ($\dot{V}E/\dot{V}CO_2$) e da pressão expiratória final de dióxido de carbono ($PETCO_2$) obtidas durante o TECP têm sido usadas para estimar a probabilidade da condição. Contribuem para o estado de ineficiência ventilatória (elevado $\dot{V}E/\dot{V}CO_2$) o alto espaço morto fisiológico (medido pela razão de espaço morto para volume corrente) e a quimiossensibilidade alterada. Como consequência, a presença de hipocapnia em repouso com baixa PCO_2 expirada ($PETCO_2$) durante o exercício é tipicamente observada e relacionada à gravidade da doença. A hipoxemia ao esforço também é um achado comum, e pode estar relacionada à heterogeneidade ventilação-perfusão, ao baixo teor de oxigênio venoso misto devido à redução do débito cardíaco, ou até à presença de *shunt* direita-esquerda evidenciada no esforço, na eventualidade de um forame oval patente. Ainda que não haja evidência de obstrução ao fluxo aéreo em repouso, alguns pacientes apresentam hiperinsuflação dinâmica nas doenças vasculares pulmonares, alteração que também pode ser detectada no TECP. A disfunção muscular periférica é outro componente comum da fisiopatologia da limitação ao exercício nessas condições.

A despeito de ser um exame muito rico em informações relevantes quanto à fisiologia do exercício no paciente com HP, o TECP requer equipamentos dispendiosos e equipe treinada tanto na execução quanto na interpretação dos resultados, que sempre deve ser feita em conjunto com a história clínica, achados físicos, laboratoriais e hemodinâmicos do paciente. O teste é útil para identificar o principal mecanismo em pacientes com dispneia inexplicável; entretanto, não deve ser usado como o único exame de triagem para indivíduos assintomáticos em risco de desenvolver HAP. É um exame complementar válido para avaliar a limitação cardiorrespiratória em pacientes com diagnóstico de HAP, devendo ser considerado após esse diagnóstico para quantificar a gravidade da limitação ao exercício e para estimar o prognóstico.

Ressonância magnética cardíaca

A ressonância magnética cardíaca (RMC) é um exame utilizado para avaliação do volume, da função, do fluxo sanguíneo e da massa do ventrículo direito. De forma não invasiva, fornece informações sobre débito cardíaco, distensibilidade arterial pulmonar e massa ventricular direita.

O aumento da pós-carga na HAP leva à hipertrofia compensatória do VD, que pode ser percebida na RMC por aumento do índice de massa ventricular (definido como a massa de VD dividida pela massa do ventrículo esquerdo), aumento dos volumes do VD e atrial direito. Uma revisão de literatura encontrou 21 medidas/variáveis da RMC sugestivas de HP, das quais o índice de massa ventricular foi o mais frequentemente usado para avaliar alterações estruturais e a função do ventrículo direito, comparativamente ao CCD.[183] Estudos mais recentes sugerem que hipertrofia compensatória de VD pode estar relacionada com melhor sobrevida, enquanto redução da massa ventricular em exames seriados pode indicar um pior prognóstico.[184, 185]

Outras medidas de volume, como aumento do volume do VD, redução do volume do ventrículo esquerdo, fração de ejeção do VD e volume sistólico, têm sido aventadas como marcadores prognósticos. Em estudo de Dong e colaboradores, a fração de ejeção do VD foi o mais forte preditor de mortalidade entre as variáveis mencionadas, embora o volume do átrio direito também pareça ter importância prognóstica.[186] Porém, tanto o *strain* miocárdico do VD quanto o do átrio direito estão reduzidos nos pacientes com HAP, quando comparados aos controles. Assim, a avaliação do *strain* pode ter importância para o prognóstico e o seguimento dos doentes, pois parece ser uma medida sensível ao tratamento.

As características do tecido miocárdico na HAP também têm sido aventadas como marcadores prognósticos, principalmente o realce tardio de gadolínio[187] e os valores do mapeamento T1. O contraste à base de gadolínio tende a se concentrar em áreas de cicatrização miocárdica – tais como fibrose ou infarto – quando estas são comparadas com miocárdio viável; isso gera um sinal de maior intensidade, chamado hiper-realce.[188] Na HAP, o realce tardio de gadolínio no ponto de inserção do ventrículo direito, que na HP se deve à depuração tardia do gadolínio, correlaciona-se inversamente com a função ventricular direita;[189] entretanto, seu papel prognóstico ainda é incerto.[190]

Enquanto o realce tardio de gadolínio indica fibrose localizada, alterações patológicas difusas, tais como fibrose ou inflamação difusa, podem ser identificadas pelo mapeamento em T1. Trata-se de uma técnica para quantificação do volume extracelular que facilita a detecção mais precoce de envolvimento miocárdico. O mapeamento em T1 pode ser avaliado antes e após a infusão do contraste, tornando possível o cálculo do volume extracelular. Essas têm se mostrado técnicas promissoras para avaliação tecidual na HAP.

Para além desses fatores, há uma série de medidas possíveis com potencial para monitorização não invasiva, tais como estimativa de pressões, resistência, rigidez dos vasos pulmonares e avaliação do acoplamento arterial ventricular. Por meio delas, pode-se aventar a estratificação de risco e prognóstico nos pacientes com HP.

Em suma, é possível afirmar que a RMC fornece informações prognósticas úteis em pacientes com HAP, tanto para avaliação inicial quanto para seu seguimento.[191, 192]

Exames laboratoriais

Para além dos testes de imagem, exames laboratoriais têm importância para o diagnóstico de causas associadas, como doenças do colágeno, hepatite ou HIV, e devem ser realizados ainda durante a investigação diagnóstica. É bastante frequente encontrar elevação de marcadores de autoimunidade, como anticorpos antinúcleo (ANAs), geralmente em baixos títulos (<= 1:80).

Quando há elevada suspeita diagnóstica de esclerodermia, por exemplo, devem ser feitos testes de ANA por imunofluorescência e, em alguns casos, até considerar a realização de um painel completo de autoanticorpos, que inclui anticentrômero, antitopoisomerase, anti-RNA polimerase III, DNA de dupla fita, anti-Ro, anti-La, anticorpos U1-RNP.[193] Nesse contexto, a avaliação multidisciplinar é essencial, e um reumatologista deve ser chamado a opinar.

Alguns outros exames laboratoriais ajudam a avaliar o comprometimento de órgãos-alvo – principalmente do coração – ou investigar motivos de descompensação, como exames bioquímicos, hematológicos ou de função de tireoide. Alterações na função hepática – manifestas pela elevação de transaminases – são frequentes, podendo ser devidas a congestão hepática, doença de base ou mesmo toxicidade do tratamento. Ressalta-se que é necessário descartar a presença de doença tireoidiana no momento do diagnóstico; além disso, ela deve ser considerada ao longo do tratamento, pois pode vir a se desenvolver durante a enfermidade e causar descompensação clínica. Elevações de peptídeo natriurético cerebral (BNP) e o N-terminal pró-BNP (NT-proBNP) ocorrem quando há sobrecarga ventricular direita, e são por isso exames úteis para o acompanhamento e a estratificação de risco dos pacientes com HP.[194]

Pessoas com doenças do colágeno que cursem com estados trombofílicos – lúpus, por exemplo – e aquelas com HP secundária a tromboembolismo crônico (HPTEC) devem ser triadas para coagulopatia e trombofilia. Essa triagem deve incluir pesquisa de anticoagulante lúpico, anticorpos anticardiolipina e anticorpos antiglicoproteína β2.

Ultrassonografia de abdômen

A ultrassonografia abdominal faz parte da investigação diagnóstica da HP, adquirindo importância particular no Brasil pelo fato de ainda termos regiões de alta endemicidade para a esquistossomose. No ultrassom abdominal, são achados sugestivos do diagnóstico da doença a presença de fibrose periportal e o aumento do lobo esquerdo hepático. Para o diagnóstico de HAP associada à esquistossomose, esses achados ultrassonográficos devem ser combinados com achados clínicos ou epidemiológicos da doença (evidência de infecção ativa, história prévia de infecção/tratamento ou história de exposição em região endêmica para a infecção) e alterações hemodinâmicas obtidas no CAT direito, compatíveis com HAP.[195] Além disso, o exame é útil para mostrar achados e confirmar hipertensão portal, embora não seja suficiente para formalmente excluir esse diagnóstico.

Cateterismo cardíaco direito

O cateterismo cardíaco direito (CCD) segue como um exame essencial para o diagnóstico de HP ou HAP. Por ser um exame invasivo e não isento de complicações, é importante que seja realizado em centros de hemodinâmica com experiência em HP. Além de servir para o diagnóstico, o CCD fornece informações prognósticas, contribui para o diagnóstico do tipo de HP (pré--capilar ou pós-capilar), auxilia na definição do tratamento a ser instituído, tanto pela identificação de vasorreatividade (teste agudo com vasodilatador) quanto por parâmetros relativos à função de ventrículo direito. Para tanto, é fundamental que sejam seguidos protocolos de realização do procedimento, e que o CCD inclua uma avaliação hemodinâmica completa, abrangendo: a) medidas de pressões no átrio direito, no ventrículo direito e na artéria pulmonar; b) medida de pressão de oclusão de capilar pulmonar; c) débito cardíaco; e d) saturação de oxigênio venosa mista.

No quinto simpósio de HP, alguns aspectos técnicos do CCD foram revistos com o objetivo de reforçar a necessidade de padronização. Alguns dos temas discutidos foram: em que ponto definir o nível zero do transdutor, como realizar a medida da pressão de oclusão no capilar pulmonar (PoCap), como medir o débito cardíaco (preferencialmente por método direto de Fick ou por termodiluição), realização de oximetria, indicações e recomendações para o teste de sobrecarga (desafio) volêmico.[196]

Atualmente, o teste de vasorreatividade pulmonar para identificação de "respondedores" aos bloqueadores dos canais de cálcio é recomendado apenas para pacientes com HAPI. Para as outras formas de HAP ou HP, não existe indicação de sua realização, uma vez que os ditos "respondedores" são extremamente raros entre esses pacientes. O indicado pelas últimas recomendações é que o teste seja realizado preferencialmente com óxido nítrico inalado de 10 a 20 partes por milhão. Além dele, outras alternativas seriam epoprostenol intravenoso (2 a 12 ng/kg/min), adenosina intravenosa (50 a 350 mg/min) e iloprost por via inalatória (5 mg).[197]

Definição de HP

Define-se a presença de HP pela evidência de PMAP maior ou igual a 21 mmHg. Esse valor-limite, revisto no sexto simpósio mundial de HP em 2018 e publicado nos documentos que o relataram,[198, 199] substituiu o limite anterior de 25 mmHg, proposto e utilizado desde o primeiro simpósio mundial de HP, ocorrido em Genebra em 1973. Já naquele encontro, devotado mais à discussão de HPP, e que ocorreu alguns poucos anos depois da epidemia de HP após uso de anorexígenos, assumia-se que a definição do limite superior da normalidade de 25 mmHg para PMAP era empírica e um tanto arbitrária.

Em 2009, Kovacs e colaboradores analisaram todos os dados acessíveis de estudos com CCD de indivíduos saudáveis, com o objetivo de determinar qual seria a PMAP normal em repouso e no exercício. Dados de 1.187 pessoas oriundos de 47 estudos de 13 países foram incluídos. A PMAP em repouso média foi de 14,0 ± 3,3 mmHg, e esse valor foi independente de sexo e etnia. A PMAP é levemente influenciada pela postura (posição supina PMAP de 14,0 ± 3,3 mmHg, posição ereta 13,6 ± 3,1 mmHg) e pela idade (< 30 anos, 12,8 ± 3,1 mmHg; entre 30 e 50 anos, 12,9 ± 3,0 mmHg; ⩾ 50 anos, 14,7 ± 4,0 mmHg).[200] Considerando 14 mmHg como a PMAP média da população normal, dois desvios-padrão sugerem que uma PMAP acima de 20 mmHg estaria acima do limite superior da normalidade (> percentil 97,5). Dessa forma, o grupo responsável por esse tópico no sexto simpósio de HP sugeriu a mudança de 25 para 21 mmHg, como definidora de HP. Entre ponderações do risco de superdiagnosticar e supertratar pacientes (com a queda do valor-limite) *versus* deixar de tratar pessoas que potencialmente teriam algum benefício, optou-se pela mudança. Há evidências de que, em algumas condições em que a HP é pré-capilar, como HAP associada a doenças do colágeno, HPTEC e HP do grupo 3, os pacientes com elevações modestas da PMAP (entre 21 e 24 mmHg) têm limitações e dispneia aos esforços, e piores desfechos.[201]

É sempre importante relembrar que a medida de PMAP isolada não caracteriza totalmente a condição clínica, nem define o processo patológico envolvido. É essencial incluir a média da RVP e da PoCap na definição da HP pré-capilar, para justamente discriminar entre a elevação da pressão arterial pulmonar decorrente de doença vascular pulmonar e aquelas secundárias à doença cardíaca esquerda, à elevação do fluxo sanguíneo pulmonar ou por aumento da pressão intratorácica. Considerando os dados disponíveis atualmente, foi definido no sexto simpósio de HP que RVP em torno de 2 W é o limite superior da normalidade e o nível mais baixo com relevância prognóstica. Assim, a RVP deve ser maior ou igual a duas Unidades Woods (WU) para caracterizar qualquer HP pré-capilar, e não apenas a HAP do grupo 1.[202]

Pacientes com HP pré-capilar podem ser classificados como grupo 1, 3 ou 4 de HP; e também alguns do grupo 5, e outros raros do grupo 2, nos quais pode existir HP combinada pré e pós-capilar. A combinação das medidas da PMAP, da RVP e da PoCap embasa as definições hemodinâmicas atuais da HP (Quadro 1.5).[203]

QUADRO 1.5: DEFINIÇÕES HEMODINÂMICAS DA HP.

Definição	Características hemodinâmicas
HP	PMAP > 20 mmHg
HP pré-capilar	PMAP > 20 mmHg PoCap <= 15 mmHg RVP > 2W
HP pós-capilar isolada	PMAP > 20 mmHg PoCap > 15 mmHg RVP <= 2 W
HP pós-capilar combinada	PMAP > 20 mmHg PoCap > 15 mmHg RVP > 2W
HP no exercício	PMAP/ DC *slope* entre repouso e exercício > 3 mmHg/L/min

DC: débito cardíaco. Alguns pacientes podem se apresentar com PMAP elevada (> 20 mmHg), mas baixa RVP (<= 2W) e baixa PoCap (<= 15mmHg); essa condição hemodinâmica pode ser chamada de HP não classificada e estar presente em doença cardíaca congênita, doença hepática, doença de vias aéreas, doença pulmonar ou hipertireoidismo.
Fonte: Humbert, 2022.

Pacientes com HAP caracterizam-se hemodinamicamente por HP pré--capilar e devem ser diferenciados de outras causas de HP pré-capilar, como HPTEC e HP associada a doenças pulmonares. Na realidade, todos os grupos de HP podem ter componentes pré e pós-capilares que contribuam para a elevação da pressão arterial pulmonar. A classificação primária deve se basear na causa que se presume ser a predominante para o aumento da pressão pulmonar. Como os grupos de HP representam condições clínicas diversas, algumas situações podem ter limites hemodinâmicos diferenciados, especialmente para RVP. Exemplos são HP por anemia hemolítica crônica, estimativa de prognóstico em transplantes cardíacos e avaliação do componente pré-capilar na HP pós-capilar.

Essa "nova" definição de HP gera oportunidades e desafios. A detecção mais precoce de HP em pacientes de risco – como na esclerodermia ou em pacientes com doenças pulmonares – pode contribuir para melhorar os desfechos nessas populações. Não que esses pacientes devam necessariamente ser tratados para HP (ainda não há evidência de benefício de tratamento nessa faixa mais baixa de pressões pulmonares), mas o reconhecimento de que se trata de grupo de maior risco de mortalidade ressalta a importância de monitorizar de perto essa população. Estudos prospectivos são necessários para determinar se essa população se beneficiará de tratamento específico para HP.

Um desafio que se impõe é a necessidade de validar prospectivamente essa nova definição de HP. Muitos dos registros prospectivos existentes não incluíam pacientes com PMAP < 25 mmHg. Além disso, pacientes com HP nessa faixa de 21 a 24 mmHg não necessariamente apresentam sintomas, tornando difícil encontrá-los, a não ser em grupos com doenças ou condições previamente definidas que aumentem o risco de desenvolver HP.

HP no exercício, definida atualmente pela presença de um *slope* PMAP/DC entre repouso e exercício > 3 mmHg/L/min, foi reintroduzida na classificação (Quadro 1.5). Isso ocorreu devido ao reconhecimento de que, mesmo em indivíduos com mais de 60 anos, esse nível de aumento não é fisiológico,[204] aliado ao fato de que esse aumento patológico está associado a um impacto negativo no prognóstico de pacientes com dispneia em exercício e em algumas condições cardiovasculares.[205, 206, 207]

Algoritmos diagnósticos

O algoritmo da Figura 1.9 resume e sistematiza o fluxo para o manejo diagnóstico do paciente com HP.

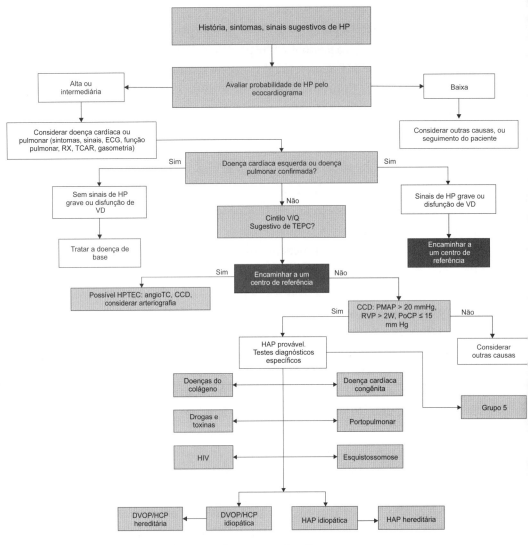

Figura 1.9: Algoritmo de manejo diagnóstico da HP.
Fonte: Adaptado de Galie *et al.*, 2015a.

Nos últimos encontros de especialistas, têm sido discutidas a importância do diagnóstico precoce e a necessidade de que a abordagem diagnóstica pelo médico generalista seja guiada pela gravidade do doente. Assim, não basta levantar a suspeita diagnóstica de HP; há necessidade de identificar os pacientes de maior risco, para que eles sejam imediatamente encaminhados aos centros de referência a fim de agilizar o processo de diagnóstico. No caso de o doente não se apresentar com sinais de alerta para alto risco de mortalidade, pode-se prosseguir no descarte de causas mais comuns de HP, como HP de causa cardíaca esquerda (grupo 2) e secundária a doença pulmonar (grupo 3). Essa estratégia parece interessante, pois chama atenção para um dos prováveis pontos de atraso no diagnóstico, que é a realização de todos os exames complementares para o diagnóstico no contexto da atenção primária. Seguem um algoritmo que descreve a investigação diagnóstica proposta para ser feita pelo clínico geral (Figura 1.10) e um algoritmo diagnóstico para o paciente já no centro de referência (Figura 1.11).

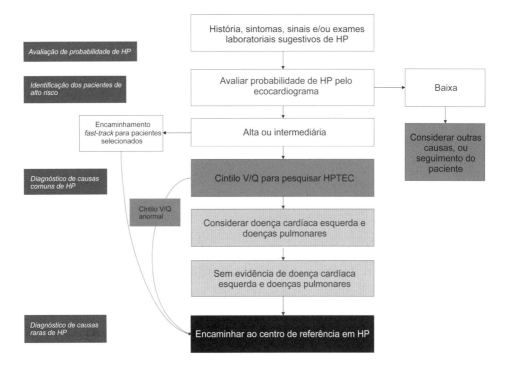

Figura 1.10: Algoritmo de manejo diagnóstico pelo clínico geral.
Fonte: Adaptado de Frost et al., 2019.

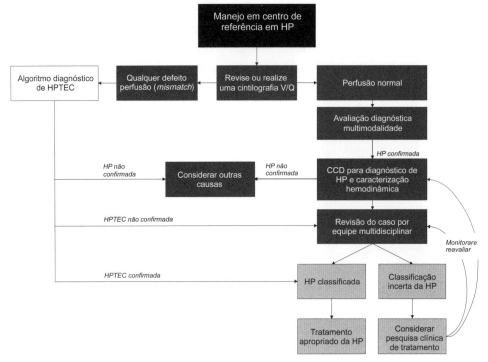

Figura 1.11: Algoritmo de manejo diagnóstico no centro de referência para HP.
Fonte: Adaptado de Frost *et al.*, 2019.

Identificação de HAP e rastreamento em populações de alto risco

Apesar de haver atualmente um maior entendimento e conhecimento sobre HAP, o intervalo de tempo entre o aparecimento dos sintomas e a definição diagnóstica continua longo. O registro norte-americano REVEAL[208, 209] revelou que 21% dos pacientes começaram a ter sintomas mais de dois anos antes do diagnóstico. Como se trata de doença progressiva, esse atraso tem um impacto direto na progressão da doença, de modo que a maioria dos pacientes é diagnosticada quando já em classe funcional III ou IV, o que carrega em si um pior prognóstico.

Rastreamento em grandes populações não é factível, nem faria sentido pela raridade da condição. Reconhecer os potenciais pacientes com HAPI mais precocemente e encaminhá-los de forma adequada depende de aumentar o grau de conhecimento e suspeição diagnóstica por parte dos profissionais de saúde, sobretudo da atenção primária. Para além disso, depende também de ter um sistema de saúde que integre adequadamente os diversos níveis de complexidade de atendimento, de modo que os pacientes não levem muito tempo para chegar aos centros de referência, uma vez encaminhados.

Em que grupos e como fazer rastreamento?

• HAP hereditária (HAPH).

Conforme comentado anteriormente, 20% dos casos esporádicos e 70% dos casos de HAP têm a mutação BMPR2, além de outras mutações mais recentemente identificadas. Teoricamente, essa seria uma população a ser rastreada. Entretanto, devido a penetrância incompleta e fatores epigenéticos, apenas 20% das pessoas com a mutação BMPR2 desenvolverão a doença, o que torna incertos os benefícios de uma testagem sistemática nessas famílias. Um teste negativo certamente traz alívio ao familiar do paciente, mas um teste positivo não garante que o indivíduo terá a doença, e ocasionará um impacto emocional não desprezível, dada a conhecida evolução da enfermidade. Dadas essas complexas e duvidosas questões, não se recomenda testagem sistemática em familiares assintomáticos.

Recomenda-se aconselhamento genético para familiares de primeira geração de pessoas com HAP idiopática, secundária a uso de anorexígeno ou hereditária, que tenham mutação genética identificada. Avaliações subsequentes para HAP podem ser realizadas nesses casos, como ETT ou TECP.

• Esclerose sistêmica (ES) e doenças do espectro da esclerose sistêmica (inclui pacientes com esclerose sistêmica, doença mista do tecido conjuntivo, ou outra doença do colágeno com achados sugestivos de esclerodermia, como esclerodactilia, capilaroscopia com alterações sugestivas de ES, autoanticorpos específicos para ES).

A triagem para HAP em pacientes com doenças do tecido conjuntivo – especialmente ES – é essencial para o diagnóstico precoce, e há evidências de que o tratamento precoce pode melhorar os desfechos dos pacientes.[210] No sexto simpósio de HP (2018), o grupo de trabalho de diagnóstico em HP realizou uma revisão sistemática da literatura publicada sobre instrumentos de triagem para HAP associada a doenças do colágeno.[211] Como recomendações desse simpósio, tem-se que pacientes com ES ou doenças do espectro ES que apresentem DLCO abaixo de 80% do previsto devem ser rastreados anualmente para HAP.[212] Os instrumentos de rastreamento a serem utilizados podem ser alternativamente o DETECT (*Evidence-based detection of pulmonary arterial hypertension in systemic sclerosis*),[213] o ecocardiograma transtorácico[214] ou a razão CVF/DLCO > 1,6 (em pacientes sem nenhuma ou quase nenhuma doença intersticial) associada à elevação do NT-pró BNP acima de vezes o limite superior da normalidade.

- HIV.

Embora a incidência de HAP em portadores de HIV seja baixa, o grande número de pacientes infectados no mundo faz com que essa seja uma causa significativa de HAP. Segundo as diretrizes recentes,[215] em pacientes com infecção por HIV, a investigação de HAP continua a ser indicada principalmente para pessoas sintomáticas (dispneia de causa não explicada). Entretanto, há evidências de que alguns fatores estão associados a um maior risco de HAP nessa população, o que justificaria o rastreamento mesmo em pessoas assintomáticas: sexo feminino, uso de drogas injetáveis ou cocaína, infecção pelo vírus de hepatite C, pacientes originários de países de alta prevalência, identificação de proteínas do HIV conhecidas como Nef (fator regulador negativo) ou Tat HIV, e pacientes afro-americanos dos Estados Unidos.[216]

- Outras situações:

    ♦ Telangiectasia hemorrágica hereditária: embora a ocorrência de HAP seja rara, é de mau prognóstico; sugere-se que, na vigência de insuficiência cardíaca ou malformação arteriovenosa, os pacientes com telangiectasia hereditária realizem teste genético e ecocardiograma. Caso o ETT seja alterado, deve-se prosseguir na investigação de HAP.[217]

    ♦ Hipertensão portopulmonar: a frequência de HP nesses pacientes varia conforme a gravidade e a duração da doença hepática. Sugere-se ETT em todos os pacientes com hipertensão portal. Na evidência de VRT >

3,4 m/s, ou dilatação/disfunção atrial ou ventricular direita, o paciente deve ser avaliado com CCD em um centro de referência.[218]

♦ Doença cardíaca congênita: pacientes com *shunt* sistêmico-pulmonar e pacientes submetidos a correção cirúrgica de defeitos cardíacos congênitos devem ser rastreados para HAP; recomenda-se avaliação clínica, com ECG e ETT, em até seis meses da cirurgia, e depois, ao longo do seguimento, periodicamente.

I.4 Hipertensão arterial pulmonar

I.4.1 Características clínicas e demográficas

O quadro clínico da HAP é de dispneia e progressiva limitação aos esforços, e os outros sintomas são semelhantes aos descritos na seção de diagnóstico de HP.

Em relação ao perfil demográfico dos pacientes com HAP, é importante uma pequena digressão sobre os dados e a pertinência dos registros de HAP para o reconhecimento de alguns padrões. Dados do primeiro registro realizado para HPP (agora referida como HAPI e/ou HAPH)[219] mostravam idade média de 36 ± 15 anos e predomínio de mulheres em 63%. Desde então, muitos registros foram feitos, a maioria incluindo HAP com todos os subgrupos do grupo 1 da classificação de HP. Uma comparação entre os registros pode ser apreciada em texto de McGoon e colaboradores.[220] Pode-se observar que, ao longo do tempo, algumas modificações nas características demográficas ocorreram, como uma mudança na idade média propensa ao diagnóstico, agora entre 50 ± 14 e 65 ± 15 anos. A predominância de mulheres é variável entre os vários registros, porém se mantém presente em todos,[221] desde 60-62%[222,223] até 83%.[224,225]

No Brasil, não temos um registro nacional nem multicêntrico. Em 2015, Alves e colaboradores publicaram os resultados de uma coorte de pacientes incidentes em um centro de referência brasileiro, localizado na cidade de São Paulo. No período de 2008 a 2013, todos os pacientes que tiveram diagnóstico confirmado da HAP (grupo 1) por meio de CCD foram incluídos. De um total de 178 pacientes incluídos, a média de idade foi de 46 ± 15 anos para o grupo geral (HAP), e 39,8 ± 14,8 anos para o HAPI. O predomínio de mulheres no grupo HAP foi evidente: 77%.[226]

Em suma, para HAP, as manifestações clínicas são semelhantes às presentes em outras formas de HP. Na forma idiopática, ainda há o predomínio de mulheres, em uma faixa etária abaixo dos 50 anos.

I.4.2 Avaliação de gravidade e estratificação de risco

A doença HAP persiste progressiva e de grave prognóstico, ainda que nos últimos 15 anos tenhamos tido disponibilidade de drogas que agem em múltiplas vias bioquímicas: da endotelina, do óxido nítrico e da prostaciclina. Parte significativa da melhora da sobrevida nesses anos se deveu menos ao desenvolvimento de novas moléculas, e mais às estratégias de avaliação sistematizada da gravidade do paciente, e de escalonamento terapêutico conforme necessário. É importante salientar que existe ainda muita desigualdade no manejo da HAP entre os países, pois o acesso às medicações já usadas há bastante tempo em alguns locais não existe em outros.

A avaliação de gravidade do doente com HAP deve ser sempre multidimensional, e idealmente realizada a cada consulta médica. A cada visita, deve-se tentar obter o máximo de informações sobre aspectos clínicos, de capacidade funcional, hemodinâmicos e de função ventricular direita. Essas dimensões contêm os principais desfechos intermediários relacionados à sobrevida. Entretanto, aumentar a sobrevida não deve ser o único objetivo do tratamento. Melhorar a vida e a capacidade de exercício é meta fundamental, sobretudo em uma doença progressiva e sem tratamento curativo conhecido até o momento.

Avaliação clínica, de imagem e hemodinâmica

A consulta médica clínica é um momento fundamental do manejo terapêutico dos pacientes com HAP e, quando bem realizada, fornece informações valiosas quanto à estabilidade do quadro, à deterioração clínica, à melhora e à própria gravidade da doença. Na anamnese, é fundamental inquirir o paciente quanto ao que ocorreu desde sua última avaliação, se houve mudanças na capacidade funcional, se notou o surgimento de edema ou aumento de peso, se surgiu algum sintoma diferente como síncope, dor torácica, hemoptise, alterações perceptíveis nos batimentos cardíacos; também, como está a adesão às medicações prescritas e se houve algum evento adverso do tratamento. No exame físico, é necessária atenção à presença de edema, de variações no peso corporal, na SpO$_2$, à existência de cianose, estase jugular, hepatomegalia, ascite, pressão arterial e arritmias cardíacas.

A avaliação da classe funcional da OMS (Quadro 1.6), apesar de subjetiva e sujeita à variabilidade interobservador,[227] segue como um instrumento importante associado à sobrevida, tanto em avaliações iniciais (ao diagnóstico) quanto durante o seguimento.[228, 229] Piora autorreferida de classe funcional deve alertar o médico para a necessidade de avaliações mais objetivas de capacidade funcional, hemodinâmicas e laboratoriais, ao mesmo tempo que devem ser investigadas possíveis causas para a deterioração clínica.

Como a deterioração clínica e funcional do paciente em geral se dá por perda de função do ventrículo direito, avaliações sistemáticas e regulares da função cardíaca são fundamentais. Dados o caráter não invasivo e a larga acessibilidade, o ecocardiograma transtorácico é um teste essencial para essa avaliação. É importante que o ETT revele como está a função do VD, de modo que o exame deve incluir minimamente o tamanho das câmaras cardíacas, especialmente do ventrículo e do átrio direitos, a VRT, dados sobre a excentricidade do ventrículo esquerdo e sobre a contratilidade do VD, que pode ser determinada por algumas variáveis, como alteração da área fracional (FAC) do VD, *Tei índex* e o TAPSE (*tricuspid annular plane systolic excursion*).[230, 231, 232] Nesse sentido, exames ecocardiográficos tridimensionais podem prover mais informações que os bidimensionais.[233] A realização de avaliação do *strain* do VD por *speckle tracking* melhora também a quantificação de sua disfunção. Essa técnica – usada para a análise de deformação miocárdica (*strain*) e da taxa de deformação miocárdica (*strain rate*) – consiste na captura e no rastreamento de pontos ao ecocardiograma bidimensional ao longo do ciclo cardíaco, gerando vetores de movimento e curvas de deformação.

Na realidade, não há um único parâmetro suficiente do ecocardiograma para caracterizar a perda de função de VD; o que é fundamental é que o exame seja feito por um médico com experiência e dedicado a avaliar as câmaras cardíacas direitas. Algumas variáveis ecocardiográficas podem ser combinadas, como a razão TAPSE/PSAP, que está ligada ao acoplamento VD-arterial, além de predizer prognóstico.[234]

É relevante salientar que a PSAP isolada não deve ser usada para embasar decisões terapêuticas, pois, como variável dependente do débito cardíaco, sua redução (que poderia ser entendida como melhora) pode, na verdade, traduzir queda do débito cardíaco.

O ecocardiograma de esforço pode fornecer informações interessantes. Grunig e colaboradores demonstraram que, quanto maior a magnitude da elevação da PSAP (> 30 mmHg), melhor o desfecho em longo prazo, provavelmente por indicar melhor reserva ventricular: uma informação adicional que pode ser considerada no seguimento do paciente.[235]

Já a ressonância magnética cardíaca também pode ser usada para avaliação hemodinâmica não invasiva dos pacientes com HAP, com melhor acurácia na estimativa de morfologia e função do VD que o ecocardiograma. Para uma discussão mais aprofundada sobre a RMC, sugere-se a consulta à seção anterior.

A avaliação hemodinâmica invasiva – cateterismo cardíaco direito – pode e deve ser usada nas reavaliações do seguimento. As variáveis mais relacionadas com o prognóstico e com a função do VD são a pressão no átrio direito, o índice cardíaco e a saturação venosa mista. Não é definido o intervalo ideal para a repetição de CCD, e essa definição acaba por ficar a critério dos centros de acompanhamento, havendo alguns que adotam uma estratégia de seguimento predominantemente não invasiva. Não há evidências de que uma abordagem mais invasiva garanta melhores desfechos para os pacientes.[236] Há consenso entre especialistas, entretanto, de que o CCD deve ser repetido se houver expectativa de mudança de conduta terapêutica baseada nos resultados, como alteração nas medicações ou encaminhamento para transplante.

QUADRO 1.6: CLASSES FUNCIONAIS DE DISPNEIA (OMS).

CLASSE I Sem limitação da atividade física. A atividade física habitual não causa excessiva dispneia, fadiga, dor torácica ou pré-síncope.
CLASSE II Ligeira limitação da atividade física. Confortáveis em repouso. Atividade física habitual causa excessiva dispneia, fadiga, dor torácica ou pré-síncope.
CLASSE III Acentuada limitação da atividade física. Confortáveis em repouso. Atividade menos que habitual causa excessiva dispneia, fadiga, dor torácica ou pré-síncope.
CLASSE IV Incapacidade de realizar qualquer atividade física sem sintomas. Sinais de insuficiência cardíaca direita. Dispneia/fadiga em repouso, desconforto aumentado por qualquer atividade física.

Fonte: World Health Organization Functional Classification.

Capacidade de exercício

O teste de caminhada de seis minutos (TC6) segue como o teste mais amplamente usado entre os centros de referência para HP. Trata-se de teste de esforço submáximo, que requer pouca infraestrutura e é fácil de executar por pessoal devidamente treinado. Ao longo do tempo, foi um procedimento extensamente validado como marcador prognóstico para HAP. Em 2002, a American Thoracic Society (ATS)[237] publicou a primeira diretriz para o teste, com recomendações claras para a padronização da técnica, como extensão do corredor, comportamento do técnico e variáveis a serem medidas. Sugere-se que o TC6 seja realizado em um corredor de pelo menos 30 metros, que o técnico se mantenha a distância, que SpO_2, FC, PA, FR e índice Borg de dispneia sejam feitos nos momentos inicial e final do teste, bem como na recuperação pós-teste.

O TC6 tem dois principais desfechos, a distância caminhada e a presença de queda de SpO_2 durante o procedimento. A distância caminhada pode variar em função de idade, sexo, altura, necessidade de oxigênio, aprendizagem e motivação. Foram desenvolvidas diversas equações para estimativa de valores de referência individualizados, a mais conhecida sendo a de Enright e Sherrill.[238]

No Brasil, temos várias equações validadas,[239, 240] de modo que, ao trabalhar com distância em porcentagem do predito, devem-se, preferencialmente, usar as nacionais. Independentemente dos fatores que interferem na distância caminhada, são os valores absolutos, e não mudanças da distância do TC6 (DTC6), que provêm informação prognóstica. O valor-limite da distância associada ao pior prognóstico está entre 300 e 350 metros, embora haja grande variabilidade entre os estudos.[241, 242, 243, 244] Dessaturação e alterações na FC também parecem ter papel prognóstico.[245]

O TECP é um teste máximo que também pode ser usado para avaliação de capacidade de exercício. Mais completo que o TC6, pode fornecer informações sobre troca gasosa, eficiência ventilatória e função cardíaca durante o exercício. O padrão típico do paciente com HAP é apresentar baixo $PetCO_2$, alto equivalente ventilatório para CO_2 (VE/VCO_2), baixo pulso de oxigênio (VO_2/HR) e baixo VO_2 de pico. No contexto de avaliação de gravidade, diversas variáveis trazem informações prognósticas, mas VO_2 de pico é a mais utilizada para tomada de decisão terapêutica.[246, 247, 248]

Marcadores bioquímicos

Não existe um biomarcador específico para HAP. Porém, existem muitos biomarcadores explorados nesse campo, voltados para avaliação de diversos aspectos da patologia vascular e das consequências da doença. Estes podem ser agrupados em: a) marcadores de disfunção vascular [dimetilarginina assimétrica (ADMA), endotelina-1, angiopoietina, fator von Willebrand]; b) marcadores de inflamação (proteína C reativa, interleucina 6, quimiocinas); c) marcadores de estresse miocárdico (peptídeo natriurético atrial, peptídeo natriurético cerebral (BNP)/NT-proBNP, troponina); d) marcadores de baixo débito ou hipóxia tissular (pCO2, ácido úrico, fator de diferenciação e crescimento 15, osteopontina); e) marcadores de danos orgânicos secundários (creatinina, bilirrubina).[249]

O número é grande e crescente; entretanto, apenas BNP e NT-proBNP são usados em larga escala no contexto clínico, assim como nos estudos clínicos. Os níveis de BNP/NT-proBNP correlacionam-se com disfunção miocárdica e fornecem informações prognósticas tanto no momento do diagnóstico quanto para as reavaliações de seguimento do doente.[250] Enquanto o BNP parece refletir mais a hemodinâmica pulmonar e ser menos afetado pela função renal, NT-proBNP parece ter mais força na estimativa de prognóstico.[251]

A estratégia de tratamento atual se apoia na avaliação da gravidade dos pacientes com HAP, por meio de uma abordagem multiparamétrica de estratificação de risco. Variáveis clínicas, de capacidade de exercício, da função ventricular direita e hemodinâmica são combinadas para classificar o doente com um *status* de baixo, intermediário ou alto risco de mortalidade em um ano.

Desde a publicação do primeiro registro em HAP,[252] estimar o prognóstico dos pacientes já era considerado um ponto importante no manejo terapêutico. Ao longo dos anos, diferentes variáveis, usadas individualmente ou em combinações, foram testadas em distintas equações para predição de desfechos.[253] A equação derivada do REVEAL e o escore subsequente,[254, 255] publicados em 2012, foram desenvolvidos a partir de uma coorte de 2.716 pacientes e, usando 12 parâmetros modificáveis e não modificáveis avaliados ao diagnóstico, permitiam estimar a probabilidade de sobrevida nos pacientes incidentes e prevalentes com HAPI e com HAP associada a outras condições. Para o seguimento, a equação permitia prever desfecho para 12 meses.[256] Validações internas e externas dessa calculadora foram realizadas.[257, 258]

Em 2015, no quinto simpósio mundial de HP, foi enfatizada a importância de utilizar uma abordagem multiparamétrica no momento do diagnóstico e no seguimento dos pacientes. No diagnóstico, a estratificação de risco serve para definir a estratégia terapêutica e estimar o prognóstico. No seguimento, contribui para uma avaliação mais objetiva do estado funcional e hemodinâmico do paciente, bem como para reconhecer se o indivíduo está estável ou se há algum sinal de deterioração clínica ou funcional. Nas diretrizes relativas ao quinto simpósio, foi publicado o muito referenciado quadro (Quadro 1.7) – atualizado recentemente após o sexto simpósio, onde são estratificadas as variáveis que se espera que sejam avaliadas ao diagnóstico e no seguimento, e que permitem classificar o paciente como de baixo, intermediário ou alto risco.[259, 260] Desde então, essa estratificação tem se mostrado bastante útil no manejo terapêutico dos pacientes. A meta do tratamento em pacientes com HAP é chegar ao *status* de baixo risco, o que em geral representa uma boa capacidade de exercício, boa qualidade de vida, adequada função de ventrículo direito e baixo risco de mortalidade. Significa também deixar o paciente preferencialmente em CF II, se possível. Em geral, o paciente em CF II apresentará distâncias caminhadas aceitáveis no TC6; no quinto simpósio de HP foi adotado o limite mínimo de 440 m para separação entre baixo e intermediário risco. Parece apropriado ressaltar que fatores individuais têm de ser considerados para o entendimento desse desfecho (DTC6): valores mais baixos podem ser aceitáveis em pacientes idosos ou com comorbidades, enquanto valores pouco acima de 440 m podem ser insuficientes para indivíduos jovens e sem comorbidades. Especialmente nestes últimos, o TECP deve ser considerado, pois pode dar informações mais objetivas da capacidade de exercício e de reserva e desempenho do VD.

Essa forma sistematizada de estimar o risco de mortalidade para os pacientes foi testada e validada em análises retrospectivas de três registros independentes,[261, 262, 263] mostrando-se adequada para predição de sobrevida. Esse modelo de estratificação de risco permanece o recomendado para avaliar pacientes com diagnóstico recente.[264]

As estratégias de estratificação de risco variam entre os registros; por exemplo, no registro sueco (SPAHR)[265] e no COMPERA,[266] o risco individual é calculado na situação basal e na primeira avaliação de seguimento, atribuindo-se um escore de 1, 2 ou 3 para cada critério (1 = baixo risco, 2 = risco intermediário, 3 = alto risco), conforme as recomendações de 2015.[267] No registro francês,[268] o risco é estimado nos casos incidentes de HAPI conforme quatro critérios de baixo risco: classe funcional I ou II (OMS), DTC6 > 440m, pressão atrial direita < 8 mmHg e índice cardíaco >= 2,5 L/min/m². Os pacientes devem ser classificados pelo número de critérios de baixo risco na avaliação basal e na reavaliação. Recentemente, a estratégia de estratificação não invasiva usando três critérios dicotomizados de baixo risco (CF, DTC6 e NT-proBNP ou BNP) foi testada na coorte do COMPERA e apresentou identificação acurada dos pacientes, com boa estimativa de sobrevida em longo prazo.[269]

Uma limitação importante da estratificação proposta em 2015 (em três estratos)[270] é que entre 60 e 70% dos pacientes ficam classificados como de risco intermediário.[271, 272, 273, 274] Recentemente, dois estudos de registros avaliaram uma ferramenta para estratificação de risco em quatro estratos, categorizando a CF, a DTC6 e o NT-pró-BNP (Quadro 1.8).[275, 276] Os pacientes são estratificados em risco baixo, intermediário-baixo, intermediário-alto ou alto risco, com taxas de mortalidade em um ano de 0-3%, 2-7%, 9-19% e > 20%, respectivamente. Esse modelo de quatro estratos foi capaz de predizer sobrevida em HAPI, HAPH, HAP associada a drogas, HAP associada a doenças do colágeno e pacientes com hipertensão porto-pulmonar. A principal vantagem desse modelo é garantir uma melhor discriminação para os pacientes que ficam no grupo de risco intermediário, contribuindo, assim, para o manejo terapêutico desses doentes. A classificação em quatro estratos é atualmente recomendada para ser utilizada no seguimento dos pacientes para auxiliar no processo de tomada de decisão terapêutica (Figura 1.14).

Atualmente, estão disponíveis várias equações e calculadoras para estratificar risco de mortalidade e ajudar nas decisões terapêuticas. Podem, inclusive, ser obtidas via internet, para utilização no momento da consulta. Todas têm limitações e vantagens. As mais simplificadas possuem a vantagem da grande aplicabilidade à vida cotidiana, mas não incorporam variáveis não modificáveis ou parcialmente modificáveis, como idade, sexo, tipo de HAP e comorbidades (insuficiência renal, diabetes *mellitus*, doença coronária etc.). Complicações graves, como hemoptise, dilatação aneurismática da artéria pulmonar, arritmias, entre outras, não entram nas calculadoras atuais. Em suma, essas equações e calculadoras são fundamentais, qualificando e refinando o acompanhamento dos pacientes. Porém, devem ser usadas como aliadas ao julgamento clínico e contextualizadas para avaliação do indivíduo que está presente na consulta médica.

Quadro 1.7: Variáveis usadas para estratificação de risco na HAP.

Determinantes de mortalidade (mortalidade estimada em um ano)	Baixo risco < 5%	Moderado risco 5-20%	Alto risco > 20%
Sinais clínicos de falência de VD	Ausentes	Ausentes	Presentes
Progressão dos sintomas e manifestações clínicas	Não	Lenta	Rápida
Síncope	Não	Ocasional	Recorrente
CF (OMS/NYHA)	I e II	III	IV
Distância TC6	> 440m	165-440m	< 165m
TECP	VO_2 pico > 15 mL/min/kg (> 65% prev) *Slope* VE/VCO_2 < 36	VO_2 pico entre 11-15 mL/min/kg (35-65% prev) *Slope* VE/VCO_2 36-44	VO_2 pico entre < 11 mL/min/kg (< 35% prev) *Slope* VE/VCO_2 > 44
Biomarcadores: BNP ou NT pró-BNP	BNP < 50ng/L NT pró-BNP < 300 ng/L	BNP 50-300ng/L NT pró-BNP 300-1.100 ng/L	BNP > 300 ng/L NT pró-BNP > 1.100 ng/L
Ecocardiograma	Área AD < 18 cm² TAPSE/PSAP > 0,32 mm/mmHg Sem derrame pericárdico	Área AD 18-26 cm² TAPSE/PSAP 0,19-0,32 mm/mmHg Mínimo derrame pericárdico	Área AD > 26 cm² TAPSE/PSAP < 0,19 mm/mmHg Derrame pericárdico moderado ou grande
Ressonância magnética cardíaca	FEVD > 54% IVS > 40 mL/m² IVSVD < 42 mL/m²	FEVD 37-54% IVS 26-40 mL/m² IVSVD 42-54 mL/m²	FEVD < 37% IVS < 26 mL/m2 IVSVD > 54 mL/m2
Hemodinâmica	PAD < 8 mmHg IC ≥ 2,5 l/min/m² IVS > 38 mL/m² SvO_2 > 65 %	PAD 8-14 mmHg IC 2,0 e 2,4 l/min/m² IVS 31-38 mL/m² SvO_2 60-65 %	PAD > 14 mmHg IC < 2,0 l/min/m² IVS < 31 mL/m² SvO_2 < 60 %

FEVD, Fração de ejeção do ventrículo direito; IVS, Índice de volume sistólico; IVSVD, Índice do volume sistólico final do VD; PAD, pressão atrial direita; SvO_2, saturação de oxigênio venosa mista; TAPSE, *tricuspid annular plane systolic excursion*.

Fontes: Galie *et al.*, 2015a; Humbert *et al.*, 2022.

Quadro 1.8: Variáveis usadas na ferramenta simplificada de estratificação em quatro estratos.

Determinantes de prognóstico	Risco baixo	Risco intermediário-baixo	Risco intermediário-alto	Risco alto
Pontos	1	2	3	4
CF	I ou II	-	III	IV
Distância TC6 (m)	> 440	320-440	165-319	< 165
BNP ou NT pró-BNP (ng/L)	< 50 < 300	50-199 300-649	200-800 650-110	> 800 > 110

Fontes: Galie et al., 2015; Humbert et al., 2022.

I.4.3 Tratamento

Os objetivos do tratamento da HAP são prolongar a sobrevida, contribuir para que o indivíduo mantenha uma capacidade funcional adequada, tenha o mínimo possível de limitação aos exercícios físicos e desfrute de uma boa qualidade de vida. Não há tratamento curativo para HAP até o momento, embora pacientes possam ser transplantados se a indicação for feita a tempo e houver acesso a um centro que realize o procedimento. Ao longo do manejo terapêutico, todos os esforços devem ser feitos para oferecer ao paciente um cuidado abrangente, que vá além das medicações. Embora a limitação ao esforço físico seja a principal manifestação clínica da doença, e as alterações hemodinâmicas constituam o principal mecanismo da enfermidade, outros fatores e aspectos estão envolvidos na limitação da capacidade funcional e na baixa qualidade de vida que esses pacientes apresentam.

As medidas gerais e terapêuticas de suporte foram a alternativa para tratamento da HAP por um longo tempo, até que surgisse a primeira molécula específica (epoprostenol) para tratamento de hipertensão pulmonar primária, como era chamada à época da publicação desse feito.[277]

As medidas de suporte incluem:
a) Suplementação de oxigênio na presença de hipoxemia em repouso, durante o sono, ou durante o exercício, com objetivo de manter SpO_2 adequada, isto é, acima de 92%;
b) Diuréticos quando necessário, a fim de garantir que o paciente permaneça euvolêmico;

c) Tratamento de comorbidades, sobretudo daquelas que podem contribuir para piora da HP, como distúrbios respiratórios do sono, obesidade, doenças cardiovasculares, anemia;
d) Avaliação e seguimento multidisciplinar, em conjunto com outras especialidades envolvidas com a HAP, como, por exemplo, reumatologia, cardiologia, gastroenterologia, conforme o caso;
e) Anticoagulação – que foi longamente recomendada para HAP com base em estudos retrospectivos[278, 279] – agora é recomendada para HAPI somente em casos individualmente avaliados e selecionados conforme julgamento clínico; não é recomendada para outras formas de HAP;[280, 281]
f) Imunizações devem ser realizadas (*influenzae*, SARS-CoV-2, pneumocócica) a fim de proteger os pacientes de potenciais infecções que funcionem como estopim para descompensação da doença;
g) Exercícios físicos: antigamente contraindicados, agora têm sido recomendados conforme a tolerância do paciente, preferencialmente seguindo programas sistematizados, como, por exemplo, de reabilitação cardiopulmonar;
h) Orientação deve ser dada para anticoncepção eficaz; as pacientes devem preferencialmente ser acompanhadas em serviço de planejamento familiar com experiência em HP;
i) Suporte psicológico, pela alta prevalência de distúrbios da saúde mental, como depressão e ansiedade;
j) Suporte social deve ser disponibilizado para os pacientes, com objetivo de facilitar acesso e garantir a adesão ao tratamento;
k) Abordagem com cuidados paliativos deve ser ofertada aos pacientes; é importante reconhecer o momento de necessidade dessa abordagem, a fim de contribuir para o bem-estar dos doentes em estado mais grave.

Desde que a primeira molécula foi identificada como um tratamento eficaz para HAP (24), uma série de estudos clínicos essencialmente voltados para as três vias de sinalização bastante conhecidas foi realizada (Figura 1.12).

As terapias disponíveis atualmente são direcionadas, principalmente, à correção da disfunção endotelial e do remodelamento vascular, por meio da inibição da via da endotelina e da estimulação das vias da prostaciclina (PGI2) e do NO. Mais recentemente, dados apontam para a importância do *sotatercept*, uma proteína de fusão que age inibindo os ligantes para membros selecionados da superfamília TGF-β, e que pode contribuir para reequilibrar a homeostase vascular pulmonar em direção à inibição do crescimento e à sinalização pró-apoptótica. Resultados recentes de estudo fase 3 apontam para um papel importante dessa molécula no manejo terapêutico da HAP, uma vez que ela atua em outra via, diferentemente das medicações disponíveis até este momento.[282]

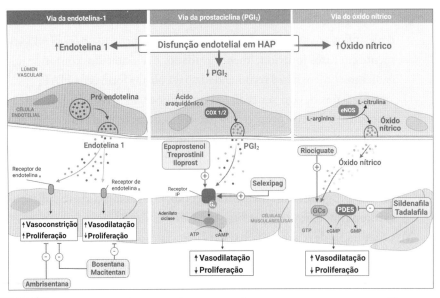

Figura 1.12: Ilustração das três vias clássicas para tratamento específico para HAP (Ver explicação no texto).
Fonte: Adaptada de Hassoun, 2021.[283]

As endotelinas são peptídeos com potente ação vasoconstritora que atuam modulando o tônus vasomotor, a proliferação celular e a produção hormonal. Esses peptídeos agem por meio de ligação a dois receptores diferentes (ET-A e ET-B), que se expressam nas células endoteliais e no músculo liso vascular. A endotelina 1 (ET1), que está aumentada na HAP, pode se ligar tanto ao ET-A, causando vasoconstrição (das células musculares lisas) e proliferação celular, quanto ao ET-B, com efeito vasodilatador e antiproliferativo. Existem fármacos que são antagonistas duplos, isto é, agem nos dois receptores ETA-ETB (por exemplo, bosentana e macitentana), e outros que são antagonistas seletivos do receptor ETA (por exemplo, ambrisentana), deixando, assim, o receptor ETB funcional.

Na HAP, a expressão e a função das vias da prostaciclina (PGI$_2$) e do óxido nítrico (NO) estão reduzidas. A PGI$_2$ é uma prostaglandina sintetizada nas células endoteliais pela ação da enzima cicloxigenase sobre o ácido araquidônico, na via metabólica conhecida como cascata do ácido araquidônico; é um potente vasodilatador e inibidor da agregação plaquetária. A redução da via PGI$_2$ resulta na diminuição do monofosfato de adenosina cíclico (AMPc), um segundo mensageiro envolvido na ação vasodilatadora e antiproliferativa.

O óxido nítrico (NO) é um gás solúvel sintetizado pelas células endoteliais e macrófagos. É um importante sinalizador intracelular e extracelular, e induz a enzima guanilato ciclase solúvel na produção de guanosina monofosfato cíclico (GMPc), que, entre outros efeitos, promove o relaxamento do músculo liso, o que resulta, por exemplo, em vasodilatação e broncodilatação. A redução na disponibilidade ou função do NO observada na HAP está associada com a redução dos seus efeitos vasodilatadores e antiproliferativos.

Pode-se depreender que as medicações que atuam nessas duas vias têm como objetivo aumentar a disponibilidade e/ou função dessas moléculas. Vários fármacos aumentam o AMPc atuando na via da PGI$_2$. Existem moléculas análogas de PGI$_2$ administradas por via intravenosa (por exemplo, epoprostenol e treprostinil), por via subcutânea (por exemplo, treprostinil), por via inalada (por exemplo, iloprost e treprostinil) ou por via oral (por exemplo, treprostinil). A via PGI$_2$ pode ser também estimulada pelo uso de agonistas de receptores de PGI$_2$, disponíveis para uso por via oral (por exemplo, selexipag).

Pode-se incrementar a liberação de GMPc por meio da inalação de NO, procedimento utilizado basicamente durante o cateterismo cardíaco ou em unidades de terapia intensiva. O aumento do NO por via inalada estimula a guanilato ciclase solúvel levando a um aumento do GMPc.

Mais frequentemente usados na prática clínica, entretanto, são os fármacos que atuam na via do NO reduzindo a degradação do GMPc em GMP, por meio da inibição da fosfodiesterase tipo 5 (PDE5). Nesse grupo, destacam-se os inibidores de PDE5, sildenafil ou tadalafil (uso por via oral). Além deles, existem também moléculas que estimulam diretamente a enzima guanilato ciclase solúvel (por exemplo, riociguate, via oral), levando à liberação de GMPc por via independente da liberação de NO.

É relevante ressaltar que o acesso ao tratamento é desigual entre países e continentes. No Brasil, dispomos de drogas das três vias (ambrisentana e bosentana, sildenafil, iloprost e, mais recentemente, selexipague). Ainda não há nenhuma opção parenteral, já em uso em outros países há algum tempo. A base do tratamento na HAP, como será discutido logo adiante, é a associação de medicamentos. Isso torna bastante importante o acesso a várias classes terapêuticas.

Os efeitos adversos dessas medicações são, na maior parte das vezes, toleráveis. Alguns efeitos colaterais comuns decorrem diretamente da ação vasodilatadora, como cefaleia e tontura (especialmente no início do tratamento), hipotensão sistêmica (comum com uso de riociguate, impondo que o aumento da dose seja feito lentamente), rubor facial, congestão respiratória superior, sintomas gastrointestinais e erupção cutânea (análogos à PGI_2). Retenção hídrica (edema) também pode ocorrer no início do tratamento. Alguns efeitos específicos que merecem menção são a elevação de transaminases (bosentana) e alterações visuais (inibidores de PDE5).

Desde os primeiros estudos com fármacos para tratamento específico de HAP – que datam da década de 1990 –, mais de 40 pesquisas randomizadas controladas foram realizadas, com participação de mais de nove mil pacientes (Figura 1.13). Esse acumulado de pesquisas permitiu avaliar os resultados e comparar diferentes estratégias de tratamento, de modo a coletar dados sobre eficácia e segurança dessas estratégias em várias das condições encontradas na prática clínica.

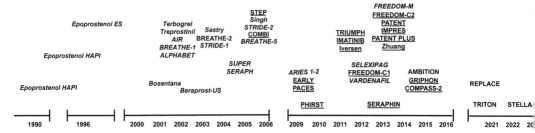

Figura 1.13: Linha do tempo das pesquisas (controladas e randomizadas), conforme estratégia de tratamento. Descrição: Em *itálico*: pesquisas avaliando monoterapia *versus* placebo ou *versus* monoterapia; sublinhado: monoterapia e/ou terapia combinada sequencial *versus* placebo; BREATHE 2 e AMBITION: terapia combinada inicial *versus* monoterapia; TRITON: comparação entre tripla terapia e terapia combinada (dupla) com tratamento inicial; REPLACE: troca de drogas na via do óxido nítrico; STELLAR: comparação de monoterapia *versus* placebo em pessoas já em tratamento com dupla ou tripla terapia. Estudos de 2013 a 2023: Seraphin,[284] Freedom-M,[285] Freedom-C2,[286] Patent,[287] Impres,[288] Patent Plus,[289] Ambition,[290] Griphon,[291] Compass-2,[292] Replace,[293] Triton,[294] Stellar.[295] Fonte: Adaptada e ampliada a partir de figura em Galie *et al.*, 2019b.

Uma importante mudança no desenho dos estudos randomizados controlados aconteceu após o quarto simpósio em HP ocorrido em 2008.[296] A distância no TC6 era o desfecho utilizado nas primeiras pesquisas, usualmente em estudos com duração inferior a 12 semanas. Na última década, assistimos à publicação dos resultados de diversas pesquisas que utilizaram desfechos compostos, incluindo uma combinação de internação hospitalar, piora clínica da HAP, mortalidade e necessidade de escalonamento da terapia.[297, 298, 299, 300]

Outra alteração relevante no desenho das pesquisas clínicas foi a avaliação do efeito da adição de um fármaco ao tratamento de base para HAP, ou o uso do tratamento combinado inicial *versus* a monoterapia. Com isso, foi necessário aumentar o número de participantes e segui-los por mais tempo, a fim de alcançar os desfechos primários.

Algoritmos de tratamento propostos para guiar o manejo do tratamento, com detalhes sobre os níveis de evidência e a classe de recomendações de cada uma das drogas e associações, estão disponíveis nas diretrizes sobre o tema.[301, 302, 303] Abaixo (Figura 1.14) se encontra uma proposta de abordagem terapêutica e de seguimento.

Duas metanálises foram feitas para explorar os efeitos das drogas para HAP na mortalidade pela doença, apresentando resultados contraditórios.[304, 305] No documento-resumo publicado após o sexto simpósio,[306] os seguintes pontos foram propostos: a) em pacientes com HAP virgens de tratamento, a monoterapia inicial logra melhorar a capacidade de exercício, a hemodinâmica e os desfechos em comparação com pacientes não tratados;[307, 308] b) em pacientes com HAP recém-diagnosticados (incidentes) e virgens de tratamento, a terapia combinada inicial resulta em melhora dos sintomas, da capacidade de exercício e dos desfechos, quando comparada com a monoterapia inicial;[309, 310] c) em pacientes com HAP já em tratamento (prevalentes), o escalonamento para terapia combinada (sequencial) produz melhora da capacidade de exercício, da hemodinâmica e dos desfechos em comparação com a manutenção da terapia de base.[311, 312, 313]

A recomendação atual é para que a maioria dos pacientes com hipertensão arterial pulmonar seja tratada desde o início com terapia combinada inicial composta por dois agentes orais, ou associada a um terceiro agente parenteral, escolha que deve ser feita conforme a estratificação de risco inicial. A terapia combinada sequencial ainda tem papel em algumas circunstâncias, e a monoterapia foi restrita a algumas situações específicas.[314]

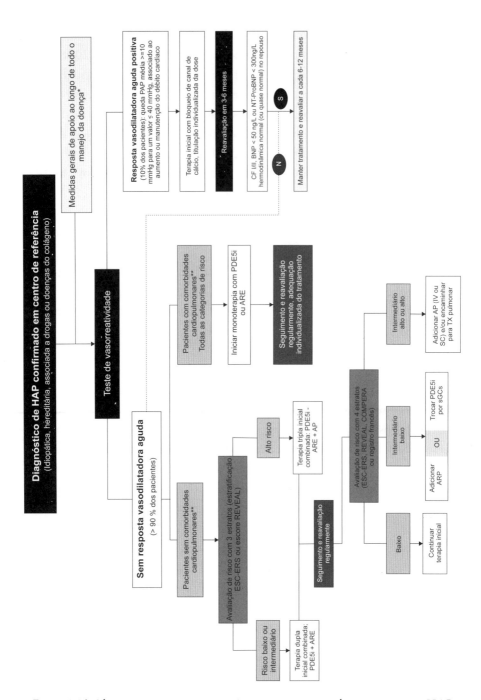

Figura 1.14: Algoritmo para manejo terapêutico e seguimento dos pacientes com HAP.
Fonte: Adaptada de Humbert *et al.*, 2022.

Legendas: * Diurese para atingir a euvolemia antes da terapia e após o início da terapia-alvo; O2 suplementar para tratar hipoxemia em repouso, durante o sono ou ao exercício; orientações quanto à dieta; exercício sob supervisão; anticoncepção efetiva para mulheres em idade fértil; encaminhamento para aconselhamento e testes genéticos conforme apropriado; vacinações conforme apropriado.

** Condições cardiopulmonares: (1) condições de risco para disfunção de ventrículo esquerdo (obesidade, diabetes, hipertensão arterial e doença coronariana); (2) Doenças pulmonares parenquimatosas leves com DLCO menor que 45% do valor predito.

Descrição: PDEI5 – inibidor de fosfodiesterase 5; ARE – antagonista de receptor de endotelina; AP – análogo de prostaciclina; ARP – agonista de receptor de prostaciclina; sGCs – estimulante de guanil ciclase solúvel.

Os pacientes com teste de vasorreatividade positivo no CCD devem ser tratados inicialmente com bloqueadores de canal de cálcio (BCC) (diltiazem, nifedipina, amlodipine), com titulação individual até dose máxima. Esse subgrupo de pacientes compõe menos de 10% dos pacientes com HAPI, HAPH ou HAP associada ao uso de drogas. Em outras HAPs, um teste de vasorreatividade positivo não prediz resposta aos BCC, e não há nem mesmo recomendação para que o teste seja realizado nesses pacientes. Os principais efeitos adversos dos BCC são hipotensão e edema periférico.

Uma vez iniciado o uso de BCC no subgrupo de doentes com teste de vasorreatividade positivo, é fundamental um seguimento cuidadoso, com reavaliação completa (CF, TC6, NT pró-BNP, avaliação hemodinâmica) de três a seis meses após o início do uso dos BCC. Caso haja melhora hemodinâmica e funcional e manutenção do benefício, pode-se manter o tratamento, com repetidas avaliações a cada seis a doze meses[315] (Figura 1.14).

No manejo terapêutico dos pacientes não respondedores ao teste de vasorreatividade, dos que não mantiveram a resposta aos bloqueadores de canal de cálcio ou daqueles para os quais não há indicação do teste, é recomendada a identificação dos indivíduos que têm comorbidades cardiopulmonares (condições associadas a um risco aumentado para disfunção diastólica ventricular esquerda, como hipertensão, diabetes, obesidade e doença coronariana; comorbidades pulmonares podem incluir doenças parenquimatosas leves, associadas com redução na DLCO a menos de 45% do valor previsto). Monoterapia pode ainda ser a opção para pacientes com suspeita ou confirmação de DVOP ou hemangiomatose capilar pulmonar, e nos quais não há disponibilidade ou há contraindicação de terapia combinada. Nesses casos, há indicação de monoterapia com inibidores de PDE5 ou antagonistas de receptores de endotelina.[316, 317]

Para os pacientes que não têm comorbidades cardiopulmonares, a estratégia recomendada é de terapia combinada com duas ou três drogas, conforme a estratificação de risco inicial (Quadro 1.7). Os pacientes devem ser reavaliados quanto à manutenção da resposta em três a seis meses, e, nessa reavaliação, a recomendação é que sejam usadas ferramentas que estratificam o risco de mortalidade em quatro estratos: baixo, intermediário-baixo, intermediário-alto e alto risco. Essa estratégia parece ser a mais adequada, por permitir um refinamento na estratificação de risco, uma vez que pacientes com risco intermediário-alto têm prognóstico e evolução semelhantes àqueles com risco alto[318] (Figura 1.14).

As evidências quanto à eficácia das substâncias mencionadas existem para HAP, e algumas delas para HPTEC. Assim, não há recomendações para o uso dessas terapias-alvo para HPs dos demais grupos, sobretudo para os pacientes com HP do grupo 2 ou do grupo 3.[319] Não há evidências suficientes para fazer recomendações em pacientes do grupo 5.

É importante ainda ressaltar que todos os estudos com drogas foram feitos utilizando-se o critério hemodinâmico anteriormente aplicado, ou seja, PMAP > = 25 mmHg, PoCap < = 15 mmHg e RVP > 3 WU. Não está claro se os dados de eficácia e segurança dos medicamentos para HAP se mantêm quando usados em pacientes que não preenchem os critérios acima.

Finalmente, há as condutas cirúrgicas. Os pacientes devem ser encaminhados para avaliação para transplante de pulmão quando há a percepção de que a terapia médica otimizada não consegue trazê-los para um nível de risco baixo ou intermediário.

Já a septostomia atrial tem um local no algoritmo de tratamento, podendo ser considerada como opção em pacientes com HAP grave a despeito de um tratamento ótimo, ou naqueles indivíduos que aguardam transplante pulmonar. Com a septostomia atrial ocorre uma redução das pressões do átrio direito e do ventrículo direito, o que posterga a falência ventricular direita, com melhora da pré-carga ventricular esquerda e do débito cardíaco.

A discussão sobre tratamento de HAP aqui apresentada pretendeu dar um panorama sobre o estado da arte atual no assunto. Para informações mais detalhadas, sugere-se a consulta a excelentes revisões e diretrizes internacionais sobre o tema atualmente disponíveis.[320, 321, 322] Devido à intensa atividade da comunidade científica de pesquisa na área, à busca incessante de novas medicações, às revisões periódicas de *experts* sobre múltiplos aspectos da hipertensão pulmonar (diagnóstico, classificação, tratamento, prognóstico), HP se constitui em um tema palpitante e que requer permanente atualização.

Com isso, encerramos a primeira parte deste livro, em que procuramos explorar, a partir de uma recuperação histórica da compreensão e do manejo das diversas manifestações da HP e de suas características patogênicas, os aspectos relevantes para o diagnóstico e o tratamento.

Notas

[1] Romberg, 1891, pp. 197-207.
[2] Larrabee *et al*., 1949, pp. 316-326.
[3] Romberg, 1891, pp. 197-207.
[4] Brenner, 1935, pp. 211-237.
[5] Fishman, 2004, pp. 2S-4S.
[6] Euler & Liljestrand, 1946, pp. 301-321.
[7] Motley *et al*., 1947, pp. 315-320.
[8] Cournand *et al*., 1947, pp. 267-271.
[9] Gottschall, 2009, pp. 246-268.
[10] *Ibidem*.
[11] Forssmann, 1929, pp. 2.085-2.087.
[12] Cournand & Ranges, 1941, pp. 462-467.
[13] Dresdale; Schultz & Michtom, 1951, pp. 686-705.
[14] *Ibidem*.
[15] Zaiman *et al*., 2005, pp. 425-431.
[16] Gurtner, 1969, pp. 850-852.
[17] Rivier, 1970, pp. 143-145.
[18] E. Lang *et al*., 1969, pp. 405-412.
[19] Kaindl, 1969, pp. 451-453.
[20] Gurtner, 1969, pp. 850-852.
[21] Follath; Burkart & Schweizer, 1971, pp. 265-266.
[22] Kay; Smith & Heath, 1971, pp. 262-270.
[23] Wagenvoort, 1970, p. Pi.
[24] Kay; Smith & Heath, 1971, pp. 262-270. Tradução livre da autora.
[25] *Idem*.
[26] Perez, 2017, pp. 133-137.
[27] Kay; Smith & Heath, 1971, pp. 262-270.
[28] Perez, 2017, pp. 133-137.
[29] Hatano; Strasser & World Health Organization, 1975.
[30] Fishman, 2004, pp. 2S-4S.
[31] "Patient Registry for the Characterization of Primary Pulmonary Hypertension".
[32] D'Alonzo *et al*., 1991, pp. 343-349.
[33] S. Rich *et al*., 1987, pp. 216-223.

34 Barst *et al*., 1996, pp. 296-301.
35 McLaughlin *et al*., 1998, pp. 273-277.
36 Fishman, 2004, pp. 2S-4S
37 Galie; Manes & Branzi, 2004, pp. 603-607.
38 Barst *et al*., 2009, pp. S78-S84.
39 Humbert & McLaughlin, 2009, pp. S1-S2.
40 Vonk-Noordegraaf *et al*., 2013, pp. D22-D33.
41 Galie & Simonneau, 2013, pp. D1-D3.
42 McLaughlin, 2013, pp. D73-D81.
43 Galie *et al*., 2019a, pp. 1-4.
44 Humbert *et al*., 2022, pp. 3.618-3.731.
45 Murillo *et al*., 2012, pp. 473-484.
46 Suresh & Shimoda, 2016, pp. 897-943.
47 Reid, 1965, pp. 681-684.
48 Townsley, 2012, pp. 675-709.
49 Reid, 1965, pp. 681-684.
50 *Ibidem*.
51 Reid, 1965, pp. 681-684.
52 Reid, 1986, pp. 279-288.
53 Gehr; Bachofen & Weibel, 1978, pp. 121-140.
54 Townsley, 2012, pp. 675-709.
55 Suresh & Shimoda, 2016, pp. 897-943.
56 Tuder, 2017, pp. 643-649.
57 Huertas *et al*., 2018, pp. 1-13.
58 Humbert *et al*., 2019, pp. 1-14.
59 McMurtry, 1976, pp. 99-104.
60 Sylvester *et al*., 2012, pp. 367-520.
61 *Ibidem*.
62 Tuder *et al*., 2013, pp. 639-650.
63 *Ibidem*.
64 *Apud* Suresh, 2016, p. 35.
65 Suresh & Shimoda, 2016, pp. 897-943.
66 *Ibidem*.
67 Bushuev *et al*., 2006, pp. 744-749.
68 Fijalkowska *et al*., 2010, pp. 1.130-1.138.
69 Ball *et al*., 2014, pp. 314-324.
70 George; Gladwin & Graham, 2020, pp. 279-292.
71 Humbert *et al*., 2019, pp. 1-14.
72 George; Gladwin & Graham, 2020, pp. 279-292.
73 Reid, 1965, pp. 681-684.
74 Hatano; Strasser & World Health Organization, 1975.
75 Tuder, 2017, pp. 643-649.
76 Gerges *et al*., 2020, pp. 376-386.
77 Fayyaz *et al*., 2018, pp. 1.796-1.810.
78 Stacher *et al*., 2012, pp. 261-272.
79 *Ibidem*.
80 Tuder & Voelkel, 2001, pp. 382-383.
81 *Ibidem*.
82 Stacher *et al*., 2012, pp. 261-272.
83 Heath & Edwards, 1958, pp. 533-547.
84 Tuder, 2017, pp. 643-647.
85 Galambos *et al*., 2016, pp. 574-576.
86 Chazova *et al*., 1995, pp. 389-397.

[87] Stacher *et al.*, 2012, pp. 261-272.
[88] Tuder, 2017, pp. 643-647.
[89] *Ibidem*.
[90] Chazova *et al.*, 1995, pp. 389-397.
[91] Tuder, 2017, pp. 643-647.
[92] Majka *et al.*, 2008, pp. L1028-1039.
[93] Wagenvoort, 1970, pp. Pi-Pxxiii.
[94] Budhiraja; Tuder & Hassoun, 2004, pp. 159-165.
[95] Galambos *et al.*, 2016, pp. 574-576.
[96] Ghigna *et al.*, 2016, pp. 1.668-1.681.
[97] *Ibidem*.
[98] *Ibidem*.
[99] Montani *et al.*, 2016, pp. 1.518-1.534.
[100] Dorfmuller *et al.*, 2014, pp. 1.275-1.288.
[101] *Ibidem*.
[102] Voelkel *et al.*, 1994, pp. 664-675.
[103] Savai *et al.*, 2012, pp. 897-908.
[104] Stacher *et al.*, 2012, pp. 261-272.
[105] Savai *et al.*, 2012, 897-908.
[106] Voelkel *et al.*, 1994, pp. 664-675.
[107] Dorfmuller *et al.*, 2003, pp. 358-363.
[108] Hassoun *et al.*, 2009, pp. S10-S19.
[109] Soon *et al.*, 2010, pp. 920-927.
[110] Ozpelit *et al.*, 2015, pp. 661-671.
[111] Aldabbous *et al.*, 2016, pp. 2.078-2.087.
[112] Harbaum *et al.*, 2017, pp. 1-9.
[113] Savai *et al.*, 2014, pp. 1.289-1.300.
[114] Huertas *et al.*, 2015, pp. 1.066-1.080.
[115] Hurst *et al.*, 2017, pp. 1-14.
[116] Humbert *et al.*, 2019, pp. 1-14.
[117] *Ibidem*.
[118] Adaptação feita no Bio Render®; legenda com tradução livre da autora.
[119] Humbert *et al.*, 2019, pp. 1-14.
[120] Figura modificada com Bio Render®; legenda com tradução livre da autora.
[121] *Idem*.
[122] Rhodes *et al.*, 2015, pp. 356-366.
[123] Humbert *et al.*, 2019, pp. 1-14.
[124] Morse *et al.*, 1997, pp. 2.603-2.606.
[125] Nichols *et al.*, 1997, pp. 277-280.
[126] Deng *et al.*, 2000, pp. 737-744.
[127] Thomson *et al.*, 2000, pp. 741-745.
[128] Evans *et al.*, 2016, pp. 129-137.
[129] Morrell *et al.*, 2019, pp. 1-10.
[130] *Ibidem*.
[131] Graf *et al.*, 2018, pp. 1-16.
[132] Sieber *et al.*, 2009, pp. 343-355.
[133] Yang *et al.*, 2005, pp. 1.053-1.063.
[134] Larkin *et al.*, 2012, pp. 892-896.
[135] Austin *et al.*, 2009, pp. 1.093-1.099.
[136] Morrell *et al.*, 2019, pp. 1-10.
[137] Vonk-Noordegraaf *et al.*, 2013, pp. D22-D33.
[138] Vonk-Noordegraaf *et al.*, 2019, pp. 1-13.
[139] *Ibidem*.

[140] Vonk-Noordegraaf *et al.*, 2013, pp. D22-D33.
[141] Vonk-Noordegraaf *et al.*, 2019, pp. 1-13.
[142] *Ibidem*.
[143] *Ibidem*.
[144] Ryan & Archer, 2014, pp. 176-188.
[145] Miyamoto *et al.*, 2000, pp. 487-492.
[146] Benza *et al.*, 2010, pp. 164-172.
[147] Provencher *et al.*, 2008, pp. 393-398.
[148] Vonk-Noordegraaf *et al.*, 2013, pp. D22-D33.
[149] *Ibidem*.
[150] Haddad *et al.*, 2008, pp. 1.717-1.731.
[151] Vonk-Noordegraaf *et al.*, 2019, pp. 1-13.
[152] *Ibidem*.
[153] Haddad *et al.*, 2008, pp. 1.717-1.731.
[154] Vonk-Noordegraaf *et al.*, 2013, pp. D22-D33.
[155] Ryan & Archer, 2014, pp. 176-188.
[156] Vonk-Noordegraaf *et al.*, 2019, pp. 1-13.
[157] Galie *et al.*, 2015a, pp. 903-975.
[158] Rich *et al.*, 1987, pp. 216-223.
[159] Sun *et al.*, 2003, pp. 1.028-1.035.
[160] Trip *et al.*, 2013, pp. 1.575-1.585.
[161] Frost *et al.*, 2019, pp. 1-12.
[162] Hoeper *et al.*, 2007, pp. 944-950.
[163] Rafanan *et al.*, 2001, pp. 894-899.
[164] Jilwan *et al.*, 2013, pp. 47-55.
[165] Galie *et al.*, 2015a, pp. 903-975.
[166] Rudski *et al.*, 2010, pp. 685-713.
[167] Lang *et al.*, 2015, pp. 233-270.
[168] Galie *et al.*, 2015a, pp. 903-975.
[169] Frost *et al.*, 2019, pp. 1-12.
[170] Galie *et al.*, 2015a, pp. 903-975.
[171] Rudski *et al.*, 2010, pp. 685-713.
[172] Lang *et al.*, 2015, pp. 233-270.
[173] Frost *et al.*, 2019, pp. 1-12.
[174] Galie *et al.*, 2015a, pp. 903-975.
[175] Meng *et al.*, 2013, pp. 177-181.
[176] Galie *et al.*, 2015a, pp. 903-975.
[177] Rajaram *et al.*, 2015, pp. 382-387.
[178] Galie *et al.*, 2015a, pp. 903-975.
[179] Berry *et al.*, 2015, pp. 610-618.
[180] Sun *et al.*, 2001, pp. 429-435.
[181] *Ibidem*.
[182] Vallerand; Weatherald & Laveneziana, 2019, pp. 459-469.
[183] Wang *et al.*, 2014, pp. 455-463.
[184] Grapsa *et al.*, 2020, pp. 172-174.
[185] Kjellstrom; Lindholm & Ostenfeld, 2020, pp. 181-191.
[186] Dong *et al.*, 2020, p. e010568.
[187] Gadolínio (Gd) é um elemento químico utilizado nos contrastes endovenosos usados nos exames de ressonância magnética.
[188] Kjellstrom; Lindholm & Ostenfeld, 2020, pp. 181-191.
[189] Freed *et al.*, 2012, pp. 1-9.
[190] Frost *et al.*, 2019, pp. 1-12.
[191] Galie *et al.*, 2015a, pp. 903-975.

[192] Frost *et al.*, 2019, pp. 1-12.
[193] *Ibidem*.
[194] *Ibidem*.
[195] Sibomana *et al.*, 2020, pp. 608-883.
[196] Hoeper *et al.*, 2013b, pp. D42-D50.
[197] *Ibidem*.
[198] Galie *et al.*, 2019a, pp. 1-4.
[199] Humbert *et al.*, 2022, pp. 3.618-3.731.
[200] Kovacs *et al.*, 2009, pp. 888-894.
[201] Simonneau *et al.*, 2019, pp. 1-13.
[202] Humbert *et al.*, 2022, pp. 3.618-3.731.
[203] *Ibidem*.
[204] Zeder *et al.*, 2022, pp. 1-16.
[205] Lewis *et al.*, 2011, pp. 276-285.
[206] Ho *et al.*, 2020, pp. 17-26.
[207] Zeder *et al.*, 2021, pp. 781-790.
[208] Registro REVEAL: Registry to Evaluate Early And Long-term PAH Disease Management.
[209] Badesch *et al.*, 2010, pp. 376-387.
[210] Humbert *et al.*, 2011, pp. 3.522-3.530.
[211] Young *et al.*, 2019, pp. 1.059-1.067.
[212] Frost *et al.*, 2019, pp. 1-12.
[213] Coghlan *et al.*, 2014, pp. 1.340-1.349.
[214] Galie *et al.*, 2015a, pp. 903-975.
[215] Frost *et al.*, 2019, pp. 1-12.
[216] *Ibidem*.
[217] *Ibidem*.
[218] *Ibidem*.
[219] Rich *et al.*, 1987, pp. 216-223.
[220] McGoon *et al.*, 2013, pp. D51-D59.
[221] *Ibidem*.
[222] Humbert *et al.*, 2006, pp. 1.023-1.030.
[223] Peacock *et al.*, 2007, pp. 104-109.
[224] Badesch *et al.*, 2010, pp. 376-387.
[225] Frost *et al.*, 2011, pp. 128-137.
[226] Alves Jr. *et al.*, 2015, pp. 495-501.
[227] Taichman *et al.*, 2009, pp. 586-592.
[228] Nickel *et al.*, 2012, pp. 589-596.
[229] Barst *et al.*, 2013, pp. 160-168.
[230] Bustamante-Labarta *et al.*, 2002, pp. 1.160-1.164.
[231] Raymond *et al.*, 2002, pp. 1.214-1.219.
[232] Forfia *et al.*, 2006, pp. 1.034-1.041.
[233] Galie *et al.*, 2015a, pp. 903-975.
[234] Tello *et al.*, 2019a, p. e009047.
[235] Grunig *et al.*, 2009, pp. 1.747-1.757.
[236] Galie *et al.*, 2015a, pp. 903-975.
[237] ATS, 2002, pp. 111-117.
[238] Enright & Sherrill, 1998, pp. 1.384-1.387.
[239] Iwama *et al.*, 2009, pp. 1.080-1.085.
[240] Britto *et al.*, 2013, pp. 556-563.
[241] Miyamoto *et al.*, 2000, pp. 487-492.
[242] Paciocco *et al.*, 2001, pp. 647-652.
[243] Benza *et al.*, 2010, pp. 164-172.
[244] Lee *et al.*, 2012, pp. 604-611.

[245] Paciocco *et al.*, 2001.
[246] Wensel *et al.*, 2002, pp. 319-324.
[247] Wensel *et al.*, 2013, pp. 1.193-1.198.
[248] Arena *et al.*, 2010, pp. 159-173.
[249] Galie *et al.*, 2015a, pp. 903-975.
[250] Warwick; Thomas & Yates, 2008, pp. 503-512.
[251] Leuchte *et al.*, 2007, pp. 402-409.
[252] D'Alonzo *et al.*, 1991, pp. 343-349.
[253] Galie *et al.*, 2019b, pp. 1-11.
[254] Benza *et al.*, 2010, pp. 164-172.
[255] Benza *et al.*, 2012, pp. 354-362.
[256] Benza *et al.*, 2015, pp. 356-361.
[257] Kane *et al.*, 2011, pp. 1.285-1.293.
[258] Sitbon *et al.*, 2015a, pp. 152-164.
[259] Galie *et al.*, 2015a, pp. 903-975.
[260] Humbert *et al.*, 2022, pp. 3.618-3.731.
[261] Hoeper *et al.*, 2017, pp. 1-10.
[262] Kylhammar *et al.*, 2018, pp. 4.175-4.181.
[263] Boucly *et al.*, 2017, pp. 1-10.
[264] Humbert *et al.*, 2022, pp. 3.618-3.731.
[265] Kylhammar *et al.*, 2018, pp. 4.175-4.181.
[266] Hoeper *et al.*, 2017, pp. 1-10.
[267] Galie, 2015a, pp. 903-975.
[268] Boucly, 2017, pp. 1-10.
[269] Hoeper, 2018, pp. 1-4.
[270] Galie *et al.*, 2015a, pp. 903-975.
[271] Boucly *et al.*, 2017, pp. 1-10.
[272] Hoeper *et al.*, 2017, pp. 1-10.
[273] Sitbon *et al.*, 2020, pp. 300-309.
[274] Kylhammar *et al.*, 2021, pp. 1-9.
[275] Boucly *et al.*, 2022, pp. 1-12.
[276] Hoeper *et al.*, 2022, pp. 1-12.
[277] Barst *et al.*, 1996, pp. 296-301.
[278] Fuster *et al.*, 1984, pp. 580-587.
[279] Rich; Kaufmann & Levy, 1992, pp. 76-81.
[280] Olsson *et al.*, 2014, pp. 57-65.
[281] Hassoun, 2021, pp. 2.361-2.376.
[282] Hoeper *et al.*, 2023, pp. 1.478-1.490.
[283] Figura modificada com uso de Bio Render®.
[284] Pulido *et al.*, 2013, pp. 809-818.
[285] Jing *et al.*, 2013, pp. 624-633.
[286] Tapson *et al.*, 2013, pp. 952-958.
[287] Ghofrani *et al.*, 2013, pp. 330-340.
[288] Hoeper *et al.*, 2013a, pp. 1.128-1.138.
[289] Galie *et al.*, 2015c, pp. 1.314-1.322.
[290] Galie *et al.*, 2015b, pp. 834-844.
[291] Sitbon *et al.*, 2015b, pp. 2.522-2.533.
[292] McLaughlin *et al.*, 2015, pp. 405-413.
[293] Hoeper *et al.*, 2021, pp. 573-584.
[294] Chin *et al.*, 2021, pp. 1.393-1.403.
[295] Hoeper *et al.*, 2023, pp. 1.478-1.490.
[296] McLaughlin *et al.*, 2009, pp. S97-S107.
[297] Pulido *et al.*, 2013, pp. 809-818.

[298] Galie et al., 2015b, pp. 834-844.
[299] McLaughlin et al., 2015, pp. 405-413.
[300] Sitbon et al., 2015b, pp. 2.522-2.533.
[301] Galie et al., 2015a, pp. 903-975.
[302] Galie et al., 2019b, pp. 1-11.
[303] Humbert et al., 2022, pp. 3.618-3.731.
[304] Galie et al., 2009, pp. 394-403.
[305] Galie et al., 2010, pp. 2.080-2.086.
[306] Galie et al., 2019b, pp. 1-11.
[307] Galie et al., 2009, pp. 394-403.
[308] Galie et al., 2010, pp. 2.080-2.086.
[309] Galie et al., 2015b, pp. 834-844.
[310] Hassoun, 2021, pp. 2.361-2.376.
[311] Pulido et al., 2013, pp. 809-818.
[312] Sitbon et al., 2015b, pp. 2.522-2.533.
[313] Lajoie et al., 2016, pp. 291-305.
[314] Humbert et al., 2022, pp. 3.618-3.731.
[315] *Ibidem*.
[316] *Ibidem*.
[317] Galie et al., 2019b, pp. 1-11.
[318] Humbert et al., 2022, pp. 3.618-3.731.
[319] Galie et al., 2019b, pp. 1-11.
[320] Galie et al., 2015a, pp. 903-975.
[321] Galie et al., 2019b, pp. 1-11.
[322] Humbert et al., 2022, pp. 3.618-3.731.

PARTE II

INTOLERÂNCIA AO EXERCÍCIO: PARA ALÉM DO DISTÚRBIO HEMODINÂMICO

Pacientes com HAP têm limitação para o esforço físico e níveis de atividade física reduzidos em comparação com pessoas com as mesmas características demográficas, mas sem a doença.[1] É evidente e consagrado que os principais fatores que limitam o paciente com hipertensão pulmonar para a prática de exercícios e atividades físicas são o comprometimento vascular pulmonar e a ocorrência progressiva das alterações estruturais cardíacas, as quais, em algum momento, deixam de ser suficientes para manter um débito cardíaco adequado. A dispneia aos esforços e, especialmente, a presença de síncope devem-se predominantemente ao comprometimento hemodinâmico. Entretanto, há evidências de que outros fatores – menor eficiência ventilatória, alterações na mecânica respiratória, alteração nas trocas gasosas, hipoxemia e alterações na musculatura esquelética – contribuam para a intolerância aos esforços que tipicamente ocorre nesses pacientes.[2] Além dos aspectos relacionados à fisiopatologia da hipertensão pulmonar, há que considerar também fatores subjetivos e processos intrínsecos ou extrínsecos dos indivíduos, que podem se impor como barreiras à prática de atividades e exercícios físicos.

Nesta abordagem mais ampliada das causas e dos mecanismos envolvidos na limitação aos esforços dos pacientes com hipertensão pulmonar – para além do comprometimento hemodinâmico –, serão discutidos a seguir outros aspectos importantes da intolerância ao exercício. Tomando por base os resultados de estudos realizados no serviço de pneumologia da Unicamp, serão analisados aspectos da função pulmonar e da atividade física nos pacientes com HAP. Será abordada a redução da atividade física nesses pacientes, bem como sua correlação com aspectos clínicos, capacidade funcional, qualidade de vida e aspectos emocionais. Nesta seção, será também revista a importância de conhecer e acessar os diversos instrumentos de avaliação da capacidade funcional em um indivíduo, e serão apresentados e discutidos os resultados de uma investigação sobre as principais barreiras identificadas para prática de atividade física em pessoas com hipertensão pulmonar.

Notas

[1] Matura *et al.*, 2016a, pp. 46-56.
[2] Fowler; Gain & Gabbay, 2012, pp. 1-10.

II.1
ANORMALIDADES DA MECÂNICA RESPIRATÓRIA E DA FUNÇÃO PULMONAR EM PACIENTES COM HIPERTENSÃO PULMONAR

Os mecanismos e fatores envolvidos na dispneia ao exercício característica dos pacientes com HAP são múltiplos e não totalmente compreendidos.[1,2] Estudos têm demonstrado que os pacientes com HAP apresentam alterações na mecânica respiratória e na função pulmonar, tais como diminuição dos volumes pulmonares[3,4,5] e aumento da resistência das vias aéreas, este evidenciado sobretudo pela presença de hiperinsuflação dinâmica.[6,7] Essas anormalidades são detectáveis pela espirometria ou por meio de outros testes funcionais – como a pletismografia –, ou exames dinâmicos, como teste cardiopulmonar de esforço.[8,9,10] A capnografia volumétrica é um exame que pode ser usado para investigação de doenças respiratórias no contexto clínico-ambulatorial, fornecendo informações sobre o padrão de eliminação de gás carbônico durante a respiração em volume corrente. Já a oscilometria de impulso é um novo exame que vem sendo avaliado em condições respiratórias outras e que pode fornecer informações regionalizadas dos pulmões – especialmente no que se refere ao aumento da resistência das vias aéreas –, contribuindo para o diagnóstico de obstrução de vias aéreas.

Ainda que a limitação ao exercício seja mais cardiovascular que ventilatória ou muscular, as alterações da mecânica respiratória podem cumprir um papel na amplificação da dispneia e da limitação ao esforço nesses pacientes. Com o objetivo de descrever um padrão ventilatório de repouso para os indivíduos com hipertensão arterial pulmonar, foram selecionados pacientes com HAPI, acompanhados no ambulatório de circulação pulmonar do HC-Unicamp, para serem avaliados por meio de vários testes de função pulmonar (espirometria, gasometria arterial e capnografia volumétrica).[11] Os resultados dessas avaliações foram comparados com os obtidos em um grupo de indivíduos saudáveis pareado por sexo e idade. Adicionalmente, foi investigado se as variáveis obtidas no repouso teriam correlação com variáveis ecocardiográficas coletadas no exercício, durante a realização de um ecocardiograma de esforço. Após recrutamento, e conforme critérios de inclusão propostos,[12, 13] 14 pacientes e 14 indivíduos saudáveis foram avaliados.

Um dos testes de função pulmonar realizados nesse estudo foi a capnografia volumétrica (CV), um exame pouco explorado fora do contexto de ambiente intensivo ou cirúrgico. A capnografia volumétrica utiliza como princípio a quantidade de gás exalado e analisa o padrão de eliminação de gás carbônico (CO_2) como uma função do volume expirado. O padrão de eliminação de CO_2 fornece informações sobre a distribuição de ventilação/perfusão (V/Q), especialmente referente à ventilação nos espaços aéreos distais.[14] Trata-se de teste não invasivo que avalia a quantidade de CO_2 exalada em cada ciclo respiratório enquanto o indivíduo realiza respiração espontânea (volume corrente).[15] A leitura do capnógrafo produz uma curva, o capnograma, que tem três fases:

- Fase I, linha basal que marca o fim da pausa inspiratória;
- Fase II (*Slope* 2) representa o aumento rápido do CO_2 originário dos caminhos mais curtos das ramificações brônquicas;
- Fase III (*Slope* 3), representada por um platô, é quando acontece a eliminação do gás contido na grande massa de alvéolos do parênquima pulmonar: a maior parte do CO_2 exalado em cada ciclo respiratório é expelida nessa fase.[16] Um exemplo do gráfico produzido pode ser visualizado na Figura 2.1.

Na CV, as principais variáveis analisadas são o CO_2 exalado ao final da expiração ($EtCO_2$), *Slope* 2 (Slp2) e *Slope* 3 (Slp3). Outras variáveis são coletadas e podem também ser analisadas, como frequência respiratória (FR), excreção de CO_2 (VCO_2), volume expiratório (Ve), tempo inspiratório (Ti), tempo expiratório (Te), índice de respiração rápida ou superficial ou de Tobin (RSBI).

O equipamento utilizado em todos os estudos já realizados no nosso serviço[17, 18, 19, 20, 21, 22, 23, 24] é o oxicapnógrafo CO_2SMO Plus 8100 Dixtal/Novametrix® (Respironics, Murrisville, PA, EUA).[25] O exame da capnografia leva aproximadamente dez minutos para ser realizado, contados a partir do momento em que o paciente se senta confortavelmente para receber instruções a respeito do exame. Após colocação de um clipe nasal para evitar escape de ar através das narinas, o paciente é convidado a respirar normalmente em ar ambiente através de um bocal que fica conectado ao sensor do capnógrafo. Passados alguns segundos em respiração espontânea, tempo em que o indivíduo se adapta à situação, inicia-se o registro *on-line* dos ciclos respiratórios, que permanece ao longo de cinco minutos (*software* Análise Plus®). Um sensor de oximetria de pulso é colocado no dedo indicador da mão não dominante.

FIGURA 2.1: GRÁFICO ILUSTRATIVO DE UM CAPNOGRAMA, COM DEMONSTRAÇÃO DAS TRÊS FASES DA CAPNOGRAFIA VOLUMÉTRICA.

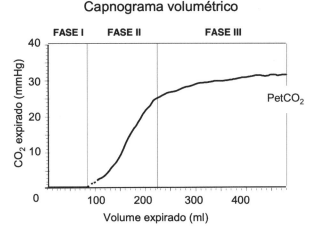

Fonte: Arquivo da autora.

No estudo de Almeida e colaboradores,[26] todos os pacientes com HAPI (80% de mulheres, 38,4 anos em média, IMC médio de 24 kg/m²) apresentaram hipocapnia em repouso, com $PaCO_2$ médio de 29,5 ± 4,6 mmHg. Além disso, comparados com os indivíduos saudáveis, os pacientes apresentaram redução da CVF e do VEF_1 (medidas em litros – L) com relação VEF_1/CVF normal, e 42,9% dos pacientes tinham CVF abaixo do limite inferior de normalidade *versus* nenhum dos controles com esse achado. Na capnografia volumétrica, a FR foi maior nos pacientes do que nos indivíduos do grupo-controle, o Ve foi o mesmo em ambos os grupos, o VCO2 eliminado em cada expiração foi menor nos pacientes, e o índice de respiração rápida e superficial (RSBI) foi o mesmo em ambos os grupos. Esses resultados estão detalhados na Tabela 2.1. Considerando os achados descritos, podem-se descrever um padrão ventilatório de taquipneia e um possível distúrbio restritivo nesses pacientes com HAPI aqui analisados.

Tabela 2.1: Dados funcionais dos pacientes com HAP (n=14) *versus* indivíduos saudáveis (n=14).

Exames	Variáveis		Grupo HAPI (n=14)	Indivíduos saudáveis (n=14)	p
Capnografia volumétrica	FR (rpm)		**16,9 ± 4,2**	**13,4 ± 4,3**	**0,02**
	Vd/Vtaw		0,3 ± 0,0	0,3 ± 0,1	0,40
	VCO_2 (mm Hg)		178,4 ± 47,5	190,5 ± 56,9	0,07
	Ve (mL)		532,9 ± 151,3	643,4 ± 288,8	0,37
	Ti (min)		**1,5 ± 0,4**	**2,0 ± 0,7**	**0,04**
	Te (min)		**2,3 ± 0,8**	**3,0 ± 1,0**	**0,02**
	VCO_2/r		**10,6 ± 3,3**	**16,4 ± 7,7**	**0,01**
	Slp3/Ve (mmHg/L)		0,0 ± 0,1	0,0 ± 0,0	0,87
	RSBI (ciclos/min/L)		23,4 ± 21,8	28,5 ± 19,2	0,63
Gasometria arterial	$PaCO_2$ (mm Hg)		29,5 ± 4,6	_____	
Espirometria	CVF (L)		**3,0 ± 0,6**	**3,7 ± 0,6**	**0,02**
	VEF_1 (L)		**2,5 ± 0,5**	**3,0 ± 0,5**	**0,02**
	VEF_1/CVF (%)		81,5 ± 4,4	81,6 ± 6,9	0,30
	Distúrbio restritivo, n (%)	Sim	**6 (42,9%)**	**0 (0%)**	**0,02**
		Não	**8 (57,1%)**	**14 (100%)**	
Teste de caminhada de seis minutos	SpO_2 em repouso (%)		96,8 ± 2,9	98,0 ± 0,8	0,17
	SpO_2 final (%)		92,9 ± 8,9	97,1 ± 1,2	0,06
	ΔSpO_2 (%)		- 3,9 ± 5,8	- 0,9 ± 1,3	0,09
	Borg (repouso)		**1,4 ± 2,1**	**0,0 ± 1,3**	**0,02**
	Borg (final)		**4,4 ± 2,9**	**0,2 ± 0,5**	**< 0,001**
	FC (repouso) (bpm)		84,1 ± 16,1	88,0 ± 14,9	0,45
	FC (final) (bpm)		130,5 ± 24,7	125,9 ± 19,4	0,70
	Δ FC (bpm)		46,4 ± 18,3	37,9 ± 14,4	0,22
	DTC6 (m)		**424,4 ± 139,4**	**595,1 ± 54,6**	**< 0,01**
	Recuperação (nono minuto)	SpO_2 (%)	96,8 ± 2,3	97,6 ± 1,1	0,34
		ΔSpO_2 (%)	3,9 ± 6,4	0,6 ± 1,5	0,09
		FC (bpm)	85,7 ± 16,5	91,9 ± 18,9	0,63
		ΔFC (bpm)	-44,8 ± 19,5	- 34,0 ± 11,5	0,07
		Borg	**1,5 ± 2,2**	**0,0 ± 0,1**	**0,01**

Fonte: Elaboração própria da autora.

A hipocapnia e o aumento da FR encontrados em repouso sugerem que esses pacientes hiperventilam cronicamente. Como vimos, há evidências de que pacientes com HAP hiperventilam durante o exercício, o repouso e mesmo durante o sono.[27] Alguns autores já descreveram que hipocapnia – definida pela $PaCO_2$ < 35 mmHg – é um achado frequente em pacientes com HAP,[28, 29] bem como hipoxemia leve. Em uma série de 243 indivíduos com HAPI, PaO_2 abaixo de 70 mmHg foi encontrada em 51% deles, e $PaCO_2$ abaixo de 33 mmHg, em 45%.[30] Além disso, hipocapnia parece ser um marcador prognóstico de sobrevida independente em pacientes com HAPI.[31]

Alguns estudos realizados na década de 1980, utilizando técnica de eliminação múltipla de gases inertes, jogaram alguma luz sobre as causas da hipoxemia em repouso nos pacientes com HP.[32, 33, 34] Na hipertensão pulmonar, a hipoxemia parece ser devida principalmente à baixa pressão de oxigênio (PO_2) venosa mista, associada à redução do débito cardíaco.[35] É de aventar que a heterogeneidade na perfusão também possa contribuir para a hipoxemia nesses pacientes.

A hiperventilação crônica dos pacientes com HAP – que ocorre mesmo no repouso, mas também durante o exercício e durante o sono[36, 37] – parece decorrer do aumento do espaço morto fisiológico e da sensibilidade dos quimiorreceptores periféricos.

Pacientes com HP têm redução da eficiência ventilatória durante o exercício, fato que pode ser reconhecido pelo excesso de ventilação em relação à produção de CO_2 (VCO_2). A razão VE/VCO_2 elevada durante o teste de exercício é um índice inclusive associado à sobrevida nas doenças cardiorrespiratórias.[38] Há várias possíveis causas para essa elevação, como aumento da ventilação do espaço morto, desigualdade na relação V/Q e aumento da atividade dos quimiorreceptores periféricos e centrais. Em um estudo exploratório, Farina e colaboradores[39] demonstraram que a resposta dos quimiorreceptores periféricos está aumentada tanto à hipóxia quanto à hipercapnia. Além disso, na HAP e na HP tromboembólica crônica, o espaço morto fisiológico (soma do espaço morto anatômico com espaço morto alveolar, isto é, alvéolos que não eliminam CO_2) está aumentado, de modo que a relação média entre ventilação alveolar/perfusão (VA/Q) fica elevada, levando a uma menor eficiência da troca gasosa.[40]

Ainda assim, os mecanismos pelos quais ocorre aumento da sensibilidade dos corpos carotídeos na HAP não estão totalmente compreendidos. Na insuficiência cardíaca, ocorre um estado de hipóxia localizado nos corpos carotídeos devido ao baixo débito cardíaco, à redução do fluxo sanguíneo e ao baixo estresse de cisalhamento (*shear stress*).[41] Na HAP, foi observado que a ventilação durante o repouso e no exercício não se correlaciona com PaO_2, $PaCO_2$ ou pH,[42] mas sim com a rigidez do ventrículo direito.[43] Além disso, o aumento da atividade do sistema nervoso simpático foi demonstrado em pacientes com HAP.[44, 45]

Em pacientes com insuficiência cardíaca, é comum haver altas pressões vasculares pulmonares, especialmente no exercício ou na presença de edema pulmonar. Os receptores J não mielinizados (ou Fibras C) são excessivamente ativos em situações em que há um aumento na quantidade de água ou de fibras de colágeno no interstício do pulmão, como no edema pulmonar de todas as causas e na fibrose pulmonar. Esse excesso de atividade se traduz em respiração rápida e superficial,[46, 47, 48] e pode ser um dos fatores causais da taquipneia observada em pacientes com insuficiência cardíaca.

Diferentemente do que ocorre na insuficiência cardíaca esquerda, na hipertensão pulmonar pré-capilar não há acúmulo de água no interstício do pulmão. Na verdade, a quantidade total de água nos pulmões deve estar diminuída. A tração ou pressão sobre essas terminações nervosas aferentes é menor do que em condições normais. É possível que a redução perene da quantidade total de sangue nos pulmões nesses indivíduos tenha um impacto no sentido de aumentar a complacência pulmonar, o que facilita a expansão pulmonar e pode alterar os mecanismos de descontinuação precoce da expansão pulmonar durante a inspiração. Todavia, esse mecanismo é algo ainda a ser investigado.

O padrão taquipneico é corroborado pelos achados capnográficos (aumento da FR, redução do Te, volume corrente semelhante) e, possivelmente, está associado à redução da capacidade vital evidenciada nos pacientes com HAPI analisados no estudo de Almeida e colaboradores.[49]

Outro achado relevante desse estudo foram as correlações encontradas entre parte das variáveis funcionais com a magnitude das variações dos parâmetros ecocardiográficos, entre o estado de repouso e o pico do estresse. O protocolo utilizado para o ecocardiograma de esforço foi o de Balke adaptado para bicicleta ergométrica,[50] no qual o paciente foi instruído a pedalar, inicialmente com uma carga de 25 W, e a cada dois minutos foram acrescidos 25 W, conforme a tolerância do indivíduo. O teste foi interrompido devido à exaustão do paciente, ou quando foi atingida a frequência cardíaca submáxima calculada antes do início do teste (85% da FC máxima).

Nesse exame, a FC, a SpO_2 e a velocidade de regurgitação tricúspide (VRT) foram analisadas em duas ocasiões: em repouso e durante o estresse. A PSAP foi estimada a partir de VRTs de pico de acordo com a seguinte equação: PSAP = 4 (VRT)2 + pressão atrial direita. A RVP foi estimada por meio da equação: RVP = (VRT/Velocidade do trato de saída do ventrículo direito integral) x 10 + 0,16. O débito cardíaco (DC) foi determinado pela equação onde DC = (Volume Sistólico x FC) / 1000.[51] As variações (Δ) entre o repouso e o esforço foram calculadas para VRT, PSAP, RVP e DC, e a avaliação ecocardiográfica foi realizada de acordo com as diretrizes atuais.[52]

Nos ecocardiogramas de esforço realizados,[53] todos os pacientes com HAPI descontinuaram o teste devido à exaustão física; porém, todos atingiram uma frequência cardíaca acima da FC submáxima (85% da FC máxima), estabelecida pela fórmula de Karvonen (220 − idade do paciente). No grupo de indivíduos saudáveis, o teste foi interrompido quando a frequência cardíaca submáxima foi atingida. Como pode ser observado na Tabela 2.2, todos os parâmetros avaliados − exceto o débito cardíaco em repouso − foram diferentes entre os dois grupos.

É importante notar que, embora não tenha havido diferença no débito cardíaco em repouso entre pacientes e controles, o débito cardíaco no pico do exercício e o ΔDC foram significativamente menores nos pacientes em comparação ao grupo-controle: enquanto nos pacientes o aumento do DC foi de 2,24 vezes, nos indivíduos saudáveis foi de 3,02 vezes (p < 0,001). Essas diferenças estão alinhadas com os dados observados na resistência vascular pulmonar, que aumentou em cerca de 30% nos pacientes e caiu em 10% nos indivíduos saudáveis. Tais achados corroboram que a não distensibilidade da circulação pulmonar para acomodar o aumento do DC no exercício é um fator fundamental, pois impede que o aumento do débito cardíaco ocorra de forma adequada. Desse mecanismo resultam a elevação da pressão pulmonar e, clinicamente, a limitação do doente por dispneia ou síncope. Em pessoas normais, o exercício máximo leva a um aumento de até cinco vezes o DC basal.

TABELA 2.2: COMPARAÇÃO DOS DADOS ECOCARDIOGRÁFICOS DOS PACIENTES COM HAPI (N=14) *VERSUS* INDIVÍDUOS SAUDÁVEIS (N=14).

		Grupo HAPI N = 14	Indivíduos saudáveis (n = 14)	*valor –p*
VRT (m/seg)	VRT ao repouso	3,5 ± 0,9	1,8 ± 0,2	< 0,0001
	VRT máximo	4,9 ± 1,2	2,4 ± 0,2	< 0,0001
	Δ VRT	1,4 ± 0,6	0,6 ± 0,3	0,0001
RVP (dynas/seg/cm $^{-5}$)	RVP ao repouso	2,4 ± 0,9	1,3 ± 0,2	0,0003
	RVP máximo	3,2 ± 1,4	1,2 ± 0,5	< 0,0001
	ΔRVP	0,8 ± 1,0	-0,1 ± 0,5	0,011
DC (mL/min)	DC ao repouso	3.124,2 ± 989,1	3.903,6 ± 980,3	0,094
	DC máximo	6.989,0 ± 3.063,8	11.780,8 ± 2.616,6	0,0002
	Δ DC	3.864,8 ± 2.605	7.877,1 ± 2.202,1	0,0004
PSAP (mmHg)	PSAP ao repouso	61,9 ± 28,6	23,6 ± 2,7	< 0,0001
	PSAP máximo	109,3 ± 44,6	33,8 ± 4,4	< 0,0001
	Δ PSAP	47,4 ± 26,9	10,2 ± 4,8	< 0,0001

Δ: variação calculada para as quatro variáveis ecocardiográficas dada pela diferença entre o valor do pico do exercício e o valor ao repouso (basal).

Fonte: Elaboração própria da autora.

Há de mencionar que o DC, aqui, foi estimado de maneira indireta, de modo que pode haver alguma imprecisão mensurativa. Apesar dessa limitação, é igualmente importante ressaltar o potencial do ecocardiograma de esforço para avaliar longitudinalmente pacientes com HP, seja por sua facilidade de realização, seja por seu caráter não invasivo.

A capacidade de responder ao exercício com aumento do débito cardíaco reflete a reserva funcional do ventrículo direito, e esse fator parece estar diretamente relacionado com o prognóstico na HAP. Chaouat e colaboradores estudaram pacientes com HAP por meio de avaliação hemodinâmica invasiva em repouso e durante o teste de exercício cardiopulmonar.[54] Os autores demonstraram que algumas variáveis hemodinâmicas obtidas durante o exercício são fortes preditores de sobrevida, como as alterações da PSAP e do índice cardíaco que ocorrem entre o repouso e o exercício. Os pacientes que apresentaram elevação do índice cardíaco em mais de 50% durante o teste de exercício tiveram maior probabilidade de estar vivos após 18 meses de seguimento.

Na mesma linha, Grunig e colaboradores avaliaram e seguiram pacientes com HAP por meio de ecocardiograma de esforço, observando que, mesmo em pacientes que eram funcional e hemodinamicamente similares em repouso, aqueles com menor elevação de PSAP durante o exercício (<30 mmHg) apresentaram menor sobrevida. Na análise multivariada, a magnitude da elevação de PSAP durante o exercício provou ser um marcador independente de prognóstico.[55]

Partindo das conclusões obtidas por Grunig e colaboradores, as respostas dos pacientes com HAPI foram analisadas conforme a magnitude do ΔPSAP (ΔPSAP > 30 mmHg *versus* ΔPSAP ≤ 30 mmHg). A comparação das variáveis funcionais revelou alguns achados interessantes, como a diferença entre algumas das variáveis capnográficas. Os pacientes com menor aumento da PSAP no esforço (ΔPSAP ≤ 30 mmHg) apresentaram valores significativamente mais baixos na VCO_2/FR e no RSBI (Tabela 2.3). O RSBI é um índice usado em terapia intensiva como parâmetro auxiliar no processo de desmame de pacientes entubados; ele é definido pela razão entre frequência respiratória e volume corrente: quanto maior a razão, menor a probabilidade de sucesso no desmame. Um paciente "médio" (FR de 12 rpm, com volume corrente de 420 mL/ciclo respiratório) teria um RSBI (12 x 0,420) de 28 ciclos/min/L. Sua elevação no grupo que tem ΔPSAP ≤ 30 mmHg pode indicar aumento da FR ou redução de volume corrente. Trata-se de achado interessante, que poderia ser investigado em um número maior de pacientes.

Dando continuidade à interpretação dos dados coletados, foi realizada análise de regressão linear para identificar fatores relacionados com ΔVRT, com as variáveis respostas transformadas em postos.[56] No grupo dos pacientes, foram encontradas correlações positivas do ΔVRT com RVP máxima, ΔRVP e CVF (p = 0,047, p = 0,035 e p = 0,029, respectivamente), e correlação negativa com RSBI (p = 0,027). Na sequência, foi realizada análise de regressão múltipla; nela, entre todas as variáveis consideradas, apenas CVF se manteve com correlação positiva com o ΔVRT (p = 0,025).

A correlação negativa encontrada entre o ΔVRT e o RSBI reforça os achados mencionados anteriormente. Maiores valores de RSBI indicam ineficiência ventilatória, pois aumentam em função da elevação da FR e da queda do volume corrente. Quanto menos variar o VRT em resposta ao exercício, mais a eficiência ventilatória fica comprometida.

Tabela 2.3: Comparação entre as variáveis da capnografia e do ecocardio de estresse conforme a magnitude da elevação da PSAP entre repouso e esforço máximo (ΔPSAP).

			ΔPSAP ≤ 30 mmHg (n=5)	ΔPSAP > 30 mmHg (n=9)	p
Capnografia volumétrica		FR (rpm)	17,5 ± 6,0	16,6 ± 3,3	0,69
		VCO$_2$ (mmHg)	162,3 ± 61,5	187,3 ± 39,0	0,29
		Ve (mL)	440,5 ± 124,3	584,2 ± 145,6	0,14
		Te (min)	2,3 ± 1,1	2,3 ± 0,6	0,79
		VCO$_2$/FR (mmHg/br)	8,4 ± 2,1	11,8 ± 3,2	0,03
		Slp3/Ve (mmHg/L)	0,1 ± 0,1	0,0 ± 0,0	0,16
		RSBI (ciclos/min/L)	46,3 ± 7,1	10,7 ± 15,4	0,01
Ecocardio de esforço	SpO$_2$ (%)	Repouso	94,8 ± 3,6	96,7 ± 1,7	0,38
		Esforço máximo	89,6 ± 12,2	94,9 ± 4,9	0,35
	FC (bpm)	Repouso	71,6 ± 12,6	87,8 ± 14,4	0,06
		Esforço máximo	138,4 ± 12,5	160,0 ± 19,3	0,02
	RVP (dynas/seg/cm^{-5})	RVP ao repouso	1,7 ± 0,7	2,9 ± 0,8	0,02
		RVP máximo	1,8 ± 0,5	4,0 ± 1,0	<0,01
		ΔRVP	0,1 ± 0,4	1,2 ± 1,0	0,06
	DC (mL/min)	DC ao repouso	3.260,0 ± 1.139,2	3.048,8 ± 960,8	0,79
		DC máximo	7.774,1 ± 4.911,2	6.552,8 ± 1.610,8	0,79
		Δ DC	4.514,1 ± 4.0003,0	3.504,0 ± 1.614,2	0,89

Fonte: Elaboração própria da autora.

Na espirometria, os pacientes com HAPI apresentaram CVF e VEF$_1$ significativamente menores que os indivíduos do grupo-controle (Tabela 2.1). Além disso, houve mais pacientes com HAPI com CVF abaixo do limite inferior de normalidade (42,9% x 0%, p = 0,016). A redução da CVF tem sido descrita como um achado característico dos pacientes com HAP.[57, 58, 59] Adicionalmente, Meyer e colaboradores relataram sinais de obstrução de vias aéreas periféricas, definidos pela concomitante redução na CVF e na VEF$_1$/CVF e aumento do volume residual e da razão volume residual/capacidade pulmonar total.[60] Uma das hipóteses para tal seria a ocorrência de fechamento prematuro das vias aéreas, o que poderia levar à redução da CVF, talvez por comprometimento do recolhimento elástico pulmonar.

Nesse sentido, o achado da correlação positiva entre ΔVRT e CVF é instigante, sugerindo que a redução da CVF esteja relacionada de alguma forma com a reserva ventricular direita.[61] A resistência vascular pulmonar mais elevada, acompanhada de maior rigidez da microcirculação (por remodelamento vascular) com menor complacência da circulação para acomodar o aumento do débito cardíaco no esforço, estaria associada a um aumento da complacência pulmonar e à redução de sua elasticidade (recolhimento elástico). Esses fatores poderiam contribuir para a redução da CVF encontrada.

Outro aspecto importante envolvido na intolerância ao exercício e na dispneia dos pacientes com HAP é a redução dinâmica da capacidade inspiratória (CI). Richter e colaboradores mostraram que a CI em repouso (a diferença entre a capacidade pulmonar total e a capacidade residual funcional) está diminuída na HAP, e que esse fato está associado a uma redução da capacidade de exercício aeróbico.[62]

O teste de exercício cardiopulmonar (TECP) permite a avaliação das respostas cardiovascular, respiratória, metabólica e muscular desencadeadas pelo esforço físico, auxiliando na elucidação de causas ocultas para dispneia.[63, 64] Entre as anormalidades na mecânica respiratória detectadas durante o TECP em pacientes portadores de HAP, a redução dinâmica da capacidade inspiratória destaca-se como um fator limitante na expansão do volume corrente (VC) em situações de alta demanda. Do ponto de vista prático, isso significa maior intensidade da dispneia durante exercício físico.[65]

A capacidade inspiratória (CI) – medida como a máxima quantidade de ar inspirada a partir do final da expiração do volume corrente – é facilmente obtida ao longo do TECP. Em indivíduos normais, a CI se mantém estável ou pode aumentar durante o exercício. A ocorrência de queda de seus valores denota aumentos no volume pulmonar expiratório final.[66]

Diversos fatores têm sido aventados para explicar a queda da CI em pacientes com HAP, como hiperinsuflação dinâmica (HD), fraqueza da musculatura inspiratória ou fadiga muscular.[67] A hiperinsuflação dinâmica é entendida como um aumento variável e temporário no volume pulmonar expiratório final em situações de alta demanda. Por definição, a ocorrência de HD é considerada quando se dá redução da CI maior que 150 mL durante exercício.[68]

Em um um grupo de 16 pacientes estáveis com HAP avaliados por TECP,[69] foi identificada a presença de HD – definida por queda da CI >150 mL ao longo do exercício – em 43,7% deles.[70] Desses 16 indivíduos, 14 têm HAPI e 2 têm HAP secundária à esclerose sistêmica, 13 (81%) são mulheres com idade média de 42 ± 11 anos, nenhum é ou foi fumante. Nos pacientes nos quais a queda da CI foi maior que 150 mL – configurando HD –, a mediana do Δ CI foi de -270 mL *versus* -32 mL no grupo sem HD. No grupo com HD, a média de CVF foi de 3,14 ± 0,56 L (84,6% do previsto) *versus* 2,85 ± 0,57 L (75,2% do valor previsto).

TABELA 2.4: COMPARAÇÃO ENTRE PACIENTES COM E SEM HIPERINSUFLAÇÃO DINÂMICA DURANTE A REALIZAÇÃO DO TECP.

	Com HD (N = 7)	Sem HD (N = 9)	*p*
CI (repouso)	2,19 ± 0,24	1,91 ± 0,37	0,090[1]
CI (% do previsto)	94,43 ± 13,24	77,11 ± 7,82	0,023[1]
CI (início do exame)	2,26 ± 0,21	1,87 ± 0,32	0,044[1]
CI (final do exame)	1,87 ± 0,27	1,83 ± 0,41	0,818[2]
Δ CI	-288,57 ± 114,08	-2,44 ± 151,69	< 0,0001[2]
	-270 (-510 a -170mL) *	-32 (-150 a + 320mL) *	
CVF (L)	3,14 ± 56	2,85 ± 0,57	0,326[2]
CVF (% do previsto)	84,57 ± 16,90	75,22 ± 8,77	0,218[2]
VEF$_1$/CVF	81,14 ± 4,74	78,89 ± 5,86	0,429[2]

[1] Teste Mann Whitney; [2] Teste T-student. O nível de significância adotado para os testes estatísticos foi 5%. Valores expressos com média ± desvio-padrão, exceto se indicada outra notação; * mediana (mínimo e máximo).

Fonte: Elaboração própria da autora.

Estima-se que entre 42 e 60% dos indivíduos com HAP apresentem hiperinsuflação dinâmica durante exercício.[71, 72, 73] Em face da frequência relativamente alta desse achado em pacientes com HAP, não apenas os mecanismos envolvidos no fenômeno, mas também sua relevância clínica têm sido objeto de pesquisa. Alguns autores demonstraram que a ocorrência de HD causa uma formação precoce de platô do volume corrente, desencadeando por isso uma maior percepção da dispneia durante exercício.[74] Além disso, a disfunção de pequenas vias aéreas já foi descrita previamente como uma possível causa de HD em pacientes com HAP.[75, 76] Apesar de o mecanismo da disfunção ser desconhecido, são considerados como possíveis fatores envolvidos: a) a competição por espaço na região intersticial entre vasos hipertrofiados e vias aéreas distais;[77] b) espessamento da parede de pequenas vias aéreas; c) presença de tampão mucoso nas pequenas vias aéreas; d) hiper-responsividade de vias aéreas; e e) obstrução aérea devido a forças mecânicas, desencadeadas pela dilatação de artérias pulmonares pré-capilares agindo em pequenas vias aéreas inflamadas.[78, 79]

Em relação a um possível papel do espessamento peribrônquico nas alterações dinâmicas das vias aéreas durante o esforço físico na HP, é interessante ressaltar alguns aspectos relativos ao espessamento da adventícia. Entre os achados patológicos que caracterizam o remodelamento vascular na HP, o espessamento da adventícia parece ser importante para o aumento da resistência vascular. Alguns autores acharam aumento da espessura da adventícia entre duas e quatro vezes, se comparados a pulmões normais.[80] A adventícia é composta de uma bainha de tecido conjuntivo que circunda vias aéreas e artérias pulmonares; contém vasos linfáticos e serve como um conduto para inflamação, tanto para as vias aéreas (como na asma ou na bronquiolite) quanto para as artérias pulmonares (por exemplo, na hipertensão pulmonar).[81] Há evidências de que a camada adventícia funcione como um polo de sinalização para células inflamatórias e que faça a mediação entre fibroblastos residentes e macrófagos circulantes.[82, 83] Além disso, a adventícia parece agir como um reservatório de células progenitoras, as quais podem estimular, direta ou indiretamente, o remodelamento vascular.[84] Estudos semiquantitativos que buscaram investigar se a intensidade do remodelamento vascular tinha correlação com parâmetros hemodinâmicos na HAP encontraram correlação entre um escore de espessura fracional (camada íntima + camada média) com pressão arterial pulmonar.[85] Essas considerações, vistas em conjunto, levantam a hipótese de que a inflamação perivascular possa estar relacionada com as pressões vasculares pulmonares. Se o envolvimento da adventícia poderia contribuir para algum grau de espessamento peribrônquico é algo a ser investigado.

Laveneziana e colaboradores avaliaram a função da musculatura inspiratória, alterações dinâmicas na CI e intensidade de dispneia em pacientes portadores de HAP que realizaram TECP. Ao compararem pacientes "hiperinsufladores" (queda da CI durante o exercício) com "não hiperinsufladores" (ausência de queda da CI), os autores observaram preservação da função muscular inspiratória, excluindo com isso o componente de fadiga muscular como causa de queda da CI. Outro resultado interessante diz respeito à intensidade da dispneia avaliada via Borg: nos "hiperinsufladores", a intensidade de falta de ar foi superior quando comparada à do grupo dos "não hiperinsufladores".[86] Na realidade, dados de literatura mostram que queda da CI em decorrência de disfunção da musculatura inspiratória ocorre apenas em casos mais graves de HAP.[87] Tal informação faz supor que, em pacientes com HAP não grave que apresentem HD, esta se deva mais provavelmente a anormalidades na mecânica respiratória do que à disfunção na musculatura inspiratória.[88, 89, 90]

Ainda referente à capacidade inspiratória, Ritcher e colaboradores buscaram avaliar o impacto prognóstico relacionado ao comportamento da CI, bem como a ocorrência da HD em pacientes portadores de HAP durante TECP, concluindo que o valor da CI em repouso foi preditor de mortalidade por todas as causas em pacientes com HAP. No estudo, indivíduos que possuíam CI < 89% do predito em repouso apresentaram mortalidade cinco vezes maior por todas as causas.[91] Nos dados disponíveis no momento da produção deste manuscrito, 11 dos 16 pacientes (69%) apresentaram CI menor que 89% em repouso, com CI média de 1,92 ± 0,34 L (77,18% do previsto) *versus* 2,28 ± 0,18 L (101,20% do previsto). Houve também diferença significativa entre a CVF, sendo 2,83 ± 0,51 (73,18% do previsto) *versus* 3,31 ± 0,58 (92,8%). Contudo, somente um estudo prospectivo poderá demonstrar qualquer implicação prognóstica.

A disfunção das vias aéreas pode estar envolvida na gênese da HD observada nos pacientes com HAP. Meyer e colaboradores relataram que os volumes residuais e a razão volume residual/volume pulmonar total são significativamente maiores nos pacientes com hipertensão pulmonar quando comparados aos controles, embora a resistência das vias aéreas seja semelhante entre os grupos. Diante disso, os autores aventam a perda de recolhimento elástico como uma possível causa para o achado.[92]

Considerando essa hipótese, e com o objetivo de investigar como está a resistência das vias aéreas nos pacientes com HAP, realizamos um estudo com oscilometria de impulso (IOS): essa é uma técnica de avaliação da função pulmonar que permite medir a resistência e a reatância das vias aéreas, de modo que pode contribuir para a compreensão dos achados espirométricos e capnográficos em pacientes com HAPI.

A IOS é um teste simples, não invasivo, que usa a técnica de oscilação forçada descrita por Dubois e colaboradores em 1956.[93] Por ser um teste de fácil execução, na medida em que requer pouca cooperação do indivíduo, pode ser usado na avaliação de crianças e adultos. A técnica utiliza ondas sonoras para avaliar a mecânica pulmonar e permite a medição da resistência e da reatância do pulmão, além de quantificar o grau de obstrução em vias aéreas centrais ou periféricas.[94, 95, 96] Em pacientes com DPOC, a IOS mostrou ser capaz de detectar doença em pequenas vias aéreas, e seus achados mostraram correlação com a intensidade dos sintomas, especialmente dispneia.[97] Vale notar que a DPOC é uma condição em que a espirometria falha em mostrar comprometimento das pequenas vias aéreas.

Para realização do exame, ondas sonoras são geradas com a ajuda de um alto-falante e transmitidas para os pulmões. Essas ondas causam alterações na pressão e, consequentemente, geram mudanças no fluxo de ar. Ao medir a magnitude da mudança na pressão e no fluxo, podem-se determinar as propriedades mecânicas do pulmão. Ondas de frequências mais baixas viajam profundamente nos pulmões até os alvéolos e são refletidas de volta, enquanto aquelas de frequências mais altas são refletidas nas vias aéreas de maior calibre. Assim, os parâmetros calculados em diferentes frequências fornecem medidas de diferentes regiões nos pulmões.[98, 99]

A faixa de frequências de ondas fornecidas em cada impulso enviado para os pulmões na IOS varia de 5 a 30 Hz. No oscilômetro de impulso utilizado para essa pesquisa,[100] as frequências variam de 5 Hz a 20Hz.

Para a realização do teste, o indivíduo avaliado deve permanecer em posição sentada, com os pés posicionados paralelos e apoiados no chão, coluna ereta encostada em uma cadeira, joelhos flexionados a 90 graus, mãos sobre as bochechas com uma leve pressão contra elas – para minimizar a perda de pressão oscilatória decorrente da elevada complacência delas e das vias aéreas superiores –, e a cabeça em posição neutra e horizontalizada. O indivíduo deve usar um clipe nasal, acoplar a boca na peça bocal do equipamento e realizar respirações espontâneas, em volume corrente, o mais regular e tranquilamente possível.

Para interpretar a IOS, é necessário se familiarizar com alguns atributos específicos do teste. A oscilometria de impulso permite medir a impedância respiratória, que é a soma de todas as forças que se opõem à transmissão do trem de ondas sonoras disparado pelo aparelho; assim, é o cálculo das forças totais necessárias para propagar uma onda de pressão através do sistema respiratório. A impedância respiratória tem duas constituintes: a resistência (R) e a reatância (X).

A resistência (R) é o componente em fase da impedância e reflete informações sobre a energia necessária para propagar a onda de pressão através das vias aéreas (componente resistivo).

A reatância (X), por sua vez, é um componente fora de fase da impedância e reflete as propriedades de capacitância e inerciais das vias aéreas. Pode ser entendida como uma resistência de rebote, ou de eco, fornecendo informações sobre a distensibilidade das vias aéreas e dos espaços aéreos. A reatância inclui dois componentes, a) a inertância, que reflete a força inercial da coluna de ar se movendo, e b) a capacitância, que reflete as propriedades elásticas do pulmão, e pode ser aqui entendida como relacionada ao armazenamento de energia, como um capacitor elétrico; o pulmão distendido durante a inspiração armazena energia para voltar à posição de repouso durante a expiração. A capacitância é definida como um sinal negativo (enquanto a inertância é um sinal positivo).

Ondas de baixa frequência (5 Hz) conseguem penetrar no sistema respiratório mais periférico, enquanto as de altas frequências (20-30 Hz) se concentram em zonas mais centrais, em vias aéreas de maior calibre.[101] O componente resistivo inclui a resistência das vias aéreas centrais, das vias aéreas periféricas, do parênquima pulmonar e da parede torácica. A resistência em 5 Hz (R5) representa a resistência total das vias aéreas, e a resistência em 20 Hz (R20), a resistência nas grandes vias aéreas. Ao subtrair R20 de R5 (R5-R20), podem-se obter informações da resistência nas pequenas vias aéreas. Caso haja obstrução de vias aéreas centrais, a resistência em todas as frequências estará aumentada, e, no caso de obstrução de pequenas vias aéreas, a resistência em baixas frequências estará aumentada, mas a resistência em altas frequências estará normal. Não existem valores previstos de resistência para a população brasileira, de forma que valores de até 150% dos previstos por equações derivadas para outras populações são considerados em conformidade com a variação normal.[102]

No caso da reatância, vale destacar que é um componente da impedância dependente da frequência. Uma vez que as propriedades elásticas do pulmão dependem das suas estruturas mais periféricas, nas frequências mais baixas, o componente de capacitância predomina, e a reatância pulmonar total é negativa, enquanto em altas frequências, a inércia da coluna aérea nas grandes vias aéreas domina o cenário e faz a reatância total ser positiva. A capacitância periférica em 5Hz (X5) é o parâmetro que permite caracterizar a zona periférica mais profunda.[103, 104]

Com o aumento da frequência, a quantidade de energia transmitida ao sistema pulmonar aumenta, e os pulmões passam de distensão passiva à ativa. A frequência em que ocorre a transição da distensão passiva à ativa é o ponto onde a pressão de insuflação e recolhimento se anula, ou seja, é o ponto onde a reatância é zero. Isso ocorre geralmente entre as frequências de 8 a 12 Hz em indivíduos normais; a partir desse ponto, ela passa a representar a inertância. Esse ponto, chamado de frequência de ressonância (Fres), é dependente das propriedades físicas do tórax, do seu tamanho e da composição tecidual.[105] Essa frequência não pode ser associada a nenhuma propriedade mecânica do pulmão, mas serve para separar as frequências consideradas baixas, nas quais os elementos de capacitância predominam, das frequências altas, nas quais o componente inercial domina. Em doenças pulmonares, o Fres está geralmente aumentado, tanto nos processos obstrutivos quanto nos restritivos. No entanto, vale lembrar que reduções do fluxo aéreo podem ocorrer tanto por obstrução de vias aéreas como por redução do recolhimento elástico do pulmão. Do ponto de vista mecânico, essas duas situações são diferentes e podem se traduzir em diferenças na IOS.[106]

A variável AX constitui a amplitude de reatância integrada de baixa frequência, ou seja, a amplitude entre X5 e a Fres. Essa variável é um índice integrativo e a única medida que reflete as alterações em graus de obstrução das vias aéreas periféricas. É um índice prático relacionado com a complacência respiratória, sendo, portanto, um índice útil e sensível da função de via aérea periférica.[107] Resumidamente, são parâmetros sugestivos de disfunção de pequenas vias aéreas aumento de R5-R20, X5 mais negativo, aumento de AX e de Fres. Ainda é incerto o papel da IOS na investigação de disfunção de pequenas vias aéreas em pacientes com HAPI.

Em um estudo exploratório realizado em nosso centro com pacientes com HAPI,[108, 109] buscou-se investigar se existem anormalidades relativas à resistência e à reatância das vias aéreas em pacientes com HAP. Adicionalmente, investigou-se se há correlação dos achados da IOS com outras medidas da função pulmonar, como espirometria. A amostra analisada foi composta por

13 pacientes com HAPI e 11 indivíduos saudáveis pareados por sexo e idade. Todos foram avaliados clinicamente e realizaram IOS e espirometria. O grupo com HAPI era predominantemente de mulheres (92,3%), com idade média de 44,8 ± 12,82 anos, e IMC de 25,1 ± 5,59 kg/m^2. Os pacientes com HAPI apresentaram valores significativamente menores na CVF, no VEF$_1$, na razão VEF$_1$/CVF (Tabela 2.5). Na IOS, os pacientes apresentaram menor volume corrente (VC) e maior AX que os indivíduos saudáveis. As diferenças encontradas na IOS nos pacientes com HAP apontam para aumento de reatância nas vias aéreas periféricas, sem alteração na resistência.

TABELA 2.5: COMPARAÇÃO ENTRE OS GRUPOS COM HAPI E INDIVÍDUOS SAUDÁVEIS, PARA IOS E ESPIROMETRIA.

Variáveis		Grupo HAPI N = 13	Indivíduos saudáveis N = 11	p
Oscilometria de impulso (IOS)	VC (L)	0,61 ± 0,27	1,07 ± 0,38	0,002
	Z5 (kPa/(L/s)	0,43 ± 0,14	0,38 ± 0,09	0,417
	R5 (kPa/(L/s)	0,40 ± 0,12	0,36 ± 0,09	0,542
	R20 (kPa/(L/s)	0,32 ± 0,08	0,33 ± 0,08	0,816
	X5 (kPa/(L/s)	-0,16 ± 0,09	-0,12 ± 0,04	0,123
	Fres (L/s)	16,50 ± 7,14	11,67 ± 2,25	0,093
	AX (kPa/L)	0,97 ± 1,11	0,33 ± 0,16	0,034
Espirometria	CVF (L) (% previsto)	3,01 ± 0,66 86,65 ± 13,60	4,11 ± 0,69 106,80 ± 8,12	0,001 < 0,001
	VEF$_1$ (L) (% previsto)	2,28 ± 0,61 79,48 ± 15,06	3,35 ± 0,79 104,55 ± 11,62	0,001 < 0,000
	VEF$_1$/CVF (%)	75,03 ± 7,11	80,90 ± 6,68	0,049
	FEF$_{25-75}$ (L/s) (% previsto)	1,81 ± 0,97 61,69 ± 25,25	3,39 ± 1,62 97,81 ± 27,20	0,007 0,005

Utilizado teste de Mann Whitney para comparação entre os grupos. O nível de significância adotado para os testes estatísticos foi de 5%. Programa utilizado: SAS System for Windows (Statistical Analysis System), versão 9.4. SAS Institute Inc, 2002-2012, Cary, NC, USA.

Fonte: Elaboração própria da autora.

Na análise de correlação univariada (coeficiente de Spearman), para o grupo dos pacientes com HAPI, as variáveis da IOS representativas da reatância (X5 e AX), bem como o Fres, mostraram correlações fortes para com a CVF: X5 (ρ 0,585, p = 0,036), AX (ρ -0,687, p = 0,001) e Fres (ρ -0,610, p = 0,027). Em contrapartida, não houve correlação significativa entre as variáveis do IOS e a CVF no grupo-controle.

Também referente ao VEF_1, encontramos correlações significativas apenas no grupo HAPI. Foram identificadas correlações do Fres com VEF_1 (valor absoluto, L) (ρ -0,669, p = 0,012) e porcentagem do previsto (ρ -0,610, p = 0,027), e com AX, tanto para VEF_1 (valor absoluto, L), com ρ -0,711, p = 0,006, quanto para porcentagem do previsto (ρ -0,593, p = 0,033). Além disso, houve correlação com as variáveis de resistência, R5 com VEF_1 (valor absoluto, L), com ρ -0,573, p = 0,041; e com VEF_1 em porcentagem do previsto (ρ -0,818, p < 0,001), bem como com R20 (VEF_1 em porcentagem do previsto), com ρ -0,635, p = 0,019.

Embora incipientes e obtidos em uma pequena amostra de pacientes, esses achados são instigantes e ressaltam que indivíduos com HAP apresentam algumas diferenças nos achados da IOS, principalmente naqueles representativos do componente de reatância (Fres, X5 e AX) relativo às pequenas vias aéreas e espaços aéreos distais (capacitância). Identificamos um único estudo de IOS em HP[110] no qual os autores avaliam 25 pacientes com HP de todos os grupos – o que fica indicado pela elevada idade média do grupo (73 anos), predomínio do sexo masculino (52%) e alta taxa de comorbidades. Apesar de ser um grupo diferente do aqui avaliado – constituído apenas de pacientes com diagnóstico de HAPI –, no estudo de Trinkmann e colaboradores os achados são semelhantes aos nossos, com aumento do Fres e aumento do AX no grupo com HP.

É possível que a IOS contribua para o entendimento dos mecanismos de HD na HAP, ao demonstrar se há de fato aumento da resistência nas vias aéreas periféricas, ou se a reatância – ou a distensibilidade – das vias aéreas e dos espaços aéreos distais é que está mais afetada. Com todas as limitações advindas do pequeno número de pacientes analisados, os achados desse estudo piloto sugerem que pacientes com HAP têm alterações em vias aéreas periféricas, e que esses achados se correlacionam com a espirometria. Avaliar um número maior de pacientes, incluindo aqueles que têm evidências de HD ao exercício, pode contribuir para o entendimento dos mecanismos de HD nos indivíduos com HAP.

II.2 Atividade física em pacientes com HAP

A redução da tolerância ao exercício é a grande marca clínica da HAP, ao menos nos quadros mais leves, antes de o indivíduo mostrar sinais de falência de ventrículo direito. Tal limitação impacta na qualidade de vida e está associada com pior prognóstico desses pacientes.[111] O comprometimento hemodinâmico é o principal fator causal das limitações aos esforços, pois impede o aumento do débito cardíaco necessário para as demandas cardiocirculatórias da prática de exercício. Sintomas como fadiga, falta de energia, dor ou desconforto respiratório ou torácico são frequentes nesses pacientes.[112]

A diminuição da atividade de vida diária é uma consequência natural da limitação aos esforços, pois os doentes crônicos – nos quais os sintomas aparecem e se instalam gradativamente em suas vidas – tendem a se adaptar às limitações. Uma das formas dessa adaptação é realizar menos atividades que causem desconforto. Nesse sentido, diversos estudos têm demonstrado que pacientes com HAP apresentam atividade de vida diária reduzida e passam mais tempo diário de forma sedentária, quando comparados com pessoas da mesma faixa etária, sem a doença.[113, 114, 115, 116] Por outro lado, o aumento da atividade física está associado com melhor sobrevida em pacientes com HAP e HPTEC.[117] São dados que fazem pensar se a avaliação da atividade física poderia se constituir em um desfecho válido para ensaios clínicos e, eventualmente, funcionar como um parâmetro de risco na HP. Entretanto, ainda há poucos estudos a respeito desse tópico.

Alguns autores mostraram que a redução de atividade física está associada com redução na DTC6[118, 119, 120] e com comprometimento hemodinâmico.[121] Mesmo sabendo que a diminuição da atividade física reflete uma adaptação do indivíduo à limitação, é provável que outros fatores tenham influência nesse fato. Aspectos nutricionais (magreza ou obesidade), aspectos psicológicos (depressão, ansiedade, medo de sentir dispneia ou apresentar síncope, medo de lesão ou queda), fatores ambientais (falta de local para prática de exercícios) e sociais (isolamento social) são todos fatores que podem impactar no nível da atividade de vida diária. As barreiras para prática de atividade física foram estudadas pelo nosso grupo e serão discutidas mais à frente neste texto.

Além da incerteza sobre todos os mecanismos envolvidos na redução da atividade física, ainda não é claro como esse fato repercute na qualidade de vida, nas atividades de vida diária, na autonomia e na funcionalidade dos pacientes; tampouco se sabe sobre a consistência das associações entre nível diário de atividade física e os testes que avaliam capacidade funcional, como TC6 ou testes incrementais de esforço.

Com o objetivo de investigar essas lacunas no entendimento do papel da atividade física nos pacientes com HAP, foram avaliados os níveis de atividade física diária e a capacidade funcional em uma amostra de pacientes com diagnóstico de HAP. Em um estudo observacional e transversal, foi buscada associação entre os níveis diários de atividade física com as características clínicas e a capacidade funcional, além de explorar eventuais associações com sofrimento psíquico, com qualidade de vida relacionada à saúde (QVRS) e com atividades de vida diária (AVD).[122] Pacientes adultos com mais de 18 anos de idade e diagnóstico comprovado de HAP constituíram uma amostra de conveniência recrutada a partir do ambulatório de circulação pulmonar do HC da Unicamp. À inclusão, os pacientes deveriam estar recebendo terapia específica para HAP em dose estável por pelo menos oito semanas. Foram incluídos apenas pacientes com dispneia em classe funcional I, II ou III (NYHA). Diagnóstico ou tratamento para depressão foi motivo de não inclusão nesse estudo, bem como alguma deficiência cognitiva ou limitações osteoarticulares que impedissem os participantes de compreender ou responder aos questionários, ou realizar os testes funcionais (TC6 e teste de sentar e levantar), respectivamente. Os resultados foram recentemente publicados.[123, 124]

Para prosseguir, esclarecimentos sobre algumas definições utilizadas nesse tema são necessários. A atividade física foi definida por Caspersen e colaboradores como "qualquer movimento corporal produzido pelos músculos esqueléticos que resulte em gasto de energia". Por essa definição, exercício físico representa uma subcategoria da atividade física, que é planejada, estruturada e tem uma finalidade.[125]

Há diversas formas de avaliar o nível de atividade física, como questionários – nos quais as informações são autorreferidas pelo indivíduo, existindo uma tendência de superestimativa – ou por meio de dispositivos que quantificam de forma mais objetiva a atividade física. Inseridos nesta segunda modalidade, podem-se citar os pedômetros, os acelerômetros e os actígrafos. Esses monitores de atividade física foram validados em sujeitos saudáveis e com doenças crônicas,[126] incluindo doenças pulmonares crônicas.[127]

No estudo aqui pautado, a atividade física foi avaliada por meio de um acelerômetro, dispositivo que quantifica o número de passos capaz de armazenar os dados por uma semana. Os participantes eram instruídos a colocar o aparelho no bolso da camisa, da calça (com exceção do bolso de trás) ou até mesmo preso ao cinto, assim que acordassem, e a permanecer com o equipamento ao longo do dia, realizando normalmente suas atividades de rotina (Figura 2.2).[128] Durante os sete dias consecutivos em que permanecia com o acelerômetro, o paciente era orientado a retirá-lo apenas para dormir, tomar banho ou para fazer alguma outra atividade que envolvesse água e pudesse molhar o equipamento. O dispositivo usado nesse estudo foi o Power Walker EX-510 – Yamax®, que permite o registro do número de passos, calorias (Kcal), queima de gordura (g), distância percorrida (Km) e tempo de atividade (h/min). Era solicitado aos pacientes que passassem os dados fornecidos pelo equipamento para um diário, o qual seria entregue à pesquisadora ao final de uma semana.

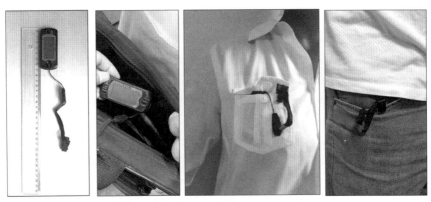

Figura 2.2: Fotos ilustrando maneiras de portar o acelerômetro.
Fonte: Arquivo da autora.

Para avaliação da capacidade funcional, foi aplicado um questionário respiratório e de atividade de vida diária[129] e realizados dois testes: o TC6 e o teste de sentar e levantar em um minuto (TSL-1). Adicionalmente, todos os participantes realizaram ecocardiograma e foram avaliados por outros dois questionários, o SF-36[130] e o HADS,[131] que serão discutidos mais adiante.

O questionário MRADL visa estabelecer uma escala de incapacidade física e comprometimento das atividades de vida diária em doenças respiratórias. Consiste em quatro domínios: mobilidade (sete itens), atividades na cozinha (quatro itens), tarefas domésticas (seis itens) e atividades de lazer (quatro itens). A pontuação varia de 0 a 21, sendo que a pontuação máxima indica ausência de incapacidade física. A pontuação ≤ 7,5 foi considerada um preditor de mortalidade em pacientes com DPOC. O questionário foi traduzido para o português, e sua adaptação transcultural para uso no Brasil foi feita em 2002.[132]

O TSL-1 tem por objetivo avaliar a capacidade de realizar exercícios físicos e a força muscular dos membros inferiores. O indivíduo deve sentar-se em uma cadeira de altura-padrão de 46 a 48 centímetros, posicionada contra uma parede. Os joelhos e o quadril devem ficar flexionados a 90°; os pés, apoiados no chão e afastados, de acordo com a largura do quadril; e as mãos também devem ser apoiadas no quadril. Não deve ser utilizado nenhum tipo de apoio com as mãos. O paciente deve sentar-se e levantar-se da cadeira repetidamente, o mais rápido possível, até completar um minuto; o instrutor/técnico dá um comando verbal para iniciar o teste e avisa o paciente quando restam 15 segundos para o término. Caso seja necessário, o indivíduo pode pausar os movimentos, mas deve retornar o mais rapidamente possível. O principal desfecho do TSL-1 é o número de movimentos completos realizados durante um minuto, e a escala Borg Modificada é utilizada para avaliar dispneia e fadiga antes do teste e ao final dele.[133] A Figura 2.3 ilustra a simplicidade do TSL-1.[134]

Nesse estudo, foram incluídos 20 pacientes com HAP selecionados a partir do ambulatório de circulação pulmonar.[135] A idade média da amostra avaliada foi de 44,3 ± 13,2 anos, sendo a maioria do sexo feminino (80%), com diagnóstico de HAPI em 80%, e HAP associada a doenças do colágeno em 20%. À inclusão, os pacientes deveriam estar estáveis clinicamente e sem modificação no tratamento há oito semanas. As características clínicas e demográficas basais, bem como os resultados dos testes realizados (acelerômetro, TC6 e TSL-1), estão dispostas na Tabela 2.6.

A média da contagem de passos diários no acelerômetro foi de 4.280 ± 2.351 [mediana 3.452 (2.069-11.829)], e o tempo médio de atividade, que aqui se refere ao tempo que o indivíduo esteve caminhando, foi de 41,6 ± 19,3 min [mediana 37,5 (20,4-94,9)]. A avaliação da atividade física com um acelerômetro mostrou-se factível e uma maneira simples de avaliar de forma mais objetiva o nível de atividade física diária em pacientes com HAP.

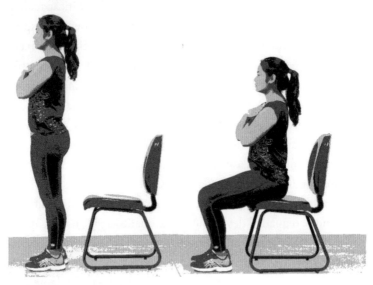

Figura 2.3: Ilustração do TSL1-.
Fonte: Arquivo da autora.

A média de passos aqui observada foi inferior à descrita na literatura para adultos saudáveis,[136] embora haja grande variabilidade no número habitual de passos/dia relacionada a hábitos de vida, hábitos de trabalho, características clínicas, comorbidades. Seja como for, estima-se que adultos saudáveis andem de 4.000 a 18.000 passos/dia.[137]

Mainguy e colaboradores[138] utilizaram também um acelerômetro para avaliar o nível de atividade física de pacientes com HAP e de indivíduos saudáveis. Pacientes com HAP tiveram média de 5.041 passos por dia, número inferior ao de um grupo-controle formado por indivíduos, pareados por sexo, idade e índice de massa corporal, que caminharam uma média de 9.189 passos (p < 0,01). Esses autores ainda demonstraram que indivíduos com HAP associada à esclerose sistêmica caminham ainda menos (3.234 passos/dia). Sehgal e colaboradores encontraram uma média de 5.847 passos/dia em pacientes com HAP.[139] Os nossos pacientes caminharam menor número de passos/dia comparativamente aos desses dois estudos, porém mais que os pacientes com HAP e HPTEC avaliados por Saxer e colaboradores, que em média caminharam 3.534 passos por dia.[140]

TABELA 2.6: CARACTERÍSTICAS BASAIS DOS PACIENTES COM HAP (N = 20): CLÍNICAS, DEMOGRÁFICAS, TESTES (ACELEROMETRIA, TC6 E TSL-1), VARIÁVEIS ECOCARDIOGRÁFICAS E ESPIROMETRIA.

	Variáveis	HAP (n = 20)
Clínicas e demográficas	Idade (anos)	44,3 ± 13,2
	Sexo feminino, n (%)	16 (80%)
	IMC (Kg/m²)	26,9 ± 6,0
	Tempo entre diagnóstico e avaliação (anos)	6,4 ± 3,8
	HAPI, n (%)	16 (80%)
	HAP associada à doença do colágeno, n (%)	4 (20%)
	Comorbidades, sim, n (%)	
Classe funcional (NYHA), n (%)	I	7 (35%)
	II	10 (50%)
	III	3 (15%)
Tratamento	Diuréticos, sim, n (%)	6 (30%)
	Anticoagulantes, sim, n (%)	17 (85%)
	Bloqueadores de canal de cálcio, sim, n (%)	4 (20%)
	Monoterapia (sildenafil), sim, n (%)	8 (40%)
	Terapia combinada (sildenafil + bosentana/ambrisentana), sim, n (%)	10 (50%)
Acelerômetro	Passos por dia (n)	4.280,2 ± 2.351,7
	Tempo de atividade (min)	41,6 ± 19,3
TC6	DTC6 (m)	451,5 ± 96,4
	DTC6 (% do previsto)	75,6 ± 16,7
	SpO_2 inicial (%)	94,0 ± 2,8
	Delta SpO_2 (%)	6,2 ± 6,3
	Borg inicial	0,7 ± 0,9
	Borg final	4,9 ± 2,0
TSL-1	Número de movimentos (n)	23,8 ± 6,1
	Borg final	4,5 ± 1,5
Ecocardiograma	PSAP (mmHg)	69,5 ± 26,6
	VRT (m/seg)	3,7 ± 0,8
	VD (mm)	40,0 ± 13,9
	TAPSE (mm)	16,1 ± 3,3
Espirometria	CVF (L)	2,9 ± 0,8
	CVF (% do previsto)	79,4 ± 11,0

Dados expressos como média ± desvio-padrão ou número absoluto e %.
Fonte: Elaboração própria da autora.

Considerando o tempo de atividade diária e o número de passos/dia, é plausível supor que os pacientes com HAP sejam considerados sedentários ou pouco ativos. Alguns pesquisadores mostraram que os pacientes com HAP têm mais tempo em estado sedentário do que indivíduos saudáveis, tanto quando a atividade física foi medida por acelerômetro[141, 142] quanto por um questionário de atividade física, "International Physical Activity Questionnaire Short Form" (IPAQ-SF).[143]

No estudo de Saxer e colaboradores, os autores categorizaram os pacientes conforme o número de passos por dia entre sedentários (< 5.000 passos por dia), moderadamente ativos (entre 5.000 e 9.999 passos/dia) e ativos (> 10.000 passos/dia).[144] Utilizando essa classificação, e corroborando os achados dos autores mencionados, todos os pacientes aqui avaliados se encaixam no primeiro grupo, tipificados como sedentários. Apenas 10% dos pacientes de Saxer apresentavam estilo de vida ativo, e 64% tinham hábitos de vida sedentários.

No TC6, nossos pacientes caminharam uma distância média de 451,5 ± 96,4 metros. Trata-se de distância média superior à encontrada no registro de um centro brasileiro (398 ± 152 m)[145] e similar a outro estudo nacional, que encontrou média de 463 ± 78m.[146] Nossos números são, entretanto, superiores a alguns registros internacionais, como o americano[147] e o francês.[148]

No TSL-1, a média do número de movimentos foi de 23,8, e a pontuação final da escala de Borg foi de 4,5 (± 1,5). Comparativamente a indivíduos saudáveis,[149] os pacientes com HAP aqui avaliados apresentaram número menor de repetições no TSL-1. Nossos achados corroboram os de Kahraman e colaboradores, que descreveram 12,2 ± 3,8 repetições em um teste de sentar e levantar de 30 segundos em pacientes com HP.[150]

Para esses dados, foi realizada uma análise de correlação linear (coeficiente de Spearman) entre os parâmetros do acelerômetro com TC6, com TSL-1 e com os questionários aplicados (MRADL, SF-36, HADS e de barreiras percebidas). Adicionalmente, foi investigado se havia correlações entre o TSL-1 com o TC6 e com os questionários (coeficiente de correlação de Pearson). Um coeficiente de correlação ⩾ 0,6 foi considerado uma correlação forte; 0,4 a 0,6, uma correlação moderada; e < 0,4, uma correlação fraca. O teste U de Mann-Whitney foi usado para comparar o escore final de Borg entre os resultados do TSL-1 e do TC6. Por fim, foi feita análise de regressão linear simples e múltipla para identificar fatores associados aos resultados dos testes, com seleção de variáveis pelo método de *stepwise*.[151]

Houve correlação dos dados do acelerômetro com diversas variáveis estudadas, tanto dos testes funcionais quanto dos questionários.

O número de passos por dia e o tempo de atividade tiveram correlações fortes com a distância caminhada (DTC6) e moderadas com o número de movimentos no TSL-1. Interessante mencionar que houve também evidente correlação com o questionário MRADL, e com escore de depressão no HADS (será discutido mais adiante). Não houve correlação entre dados da acelerometria com idade ou IMC (Tabela 2.7).

TABELA 2.7: ANÁLISE DE CORRELAÇÃO DAS VARIÁVEIS DO ACELERÔMETRO COM OS TESTES FUNCIONAIS, DADOS DEMOGRÁFICOS E QUESTIONÁRIOS.

		Acelerometria			
		Número de passos/dia		Tempo de atividade	
		r	Valor de *p*	r	Valor de *p*
TC6	DTC6 (m)	0,648	0,002	0,619	0,004
	DTC6 (% previsto)	0,699	< 0,001	0,674	0,001
TSL-1	Número de repetições	0,593	0,006	0,581	0,007
MRADL		0,570	0,009	0,522	0,018
HADS	HADS-A	-0,003	0,990	-0,028	0,908
	HADS-D	-0,446	0,049	-0,390	0,089
SF-36	Capacidade funcional	0,398	0,082	0,429	0,059
	Limitação física	-0,119	0,616	-0,196	0,4065
	Dor	-0,185	0,435	-0,161	0,4977
	Estado geral de saúde	0,394	0,086	0,416	0,068
	Vitalidade	0,282	0,229	0,263	0,263
	Aspectos sociais	-0,095	0,689	-0,156	0,511
	Aspectos emocionais	0,032	0,894	-0,069	0,771
	Saúde mental	-0,123	0,606	-0,156	0,511

Utilizado o coeficiente de correlação de Spearman (r). Correlações consideradas significativas quando valor de p < 0,05.

Fonte: Elaboração própria da autora.

Alguns outros autores utilizaram acelerômetro para medir a atividade física diária em pacientes com HAP e encontraram achados semelhantes aos nossos.[152, 153, 154, 155] Saxer e colaboradores encontraram forte correlação entre os testes (r = 0,834, p < 0,001), além de diferença significativa da distância caminhada conforme a categoria de passos caminhados por dia: pacientes que caminharam menos de 5.000 passos apresentaram DTC6 de 352m, e aqueles que caminharam 5.000 passos ou mais tiveram DTC6 de 601m (p < 0,001).[156]

Outro dado interessante e que fortalece um possível papel como um desfecho clinicamente relevante para a medida de passos por dia provém de estudos com pacientes pediátricos com HAP. Crianças são frequentemente excluídas de estudos clínicos com drogas, até mesmo por falta de desfechos validados nessa população. Zijlstra e colaboradores[157] demonstraram que a atividade física diária está diminuída na faixa pediátrica e que as crianças com HAP passam menos tempo em atividades físicas de moderada a vigorosa intensidade, assumindo um comportamento mais sedentário. Os dados da acelerometria tiveram boa correlação com classe funcional, DTC6 e com desfechos como morte, encaminhamento para transplante ou hospitalizações. Esses achados permitem considerar que há potencial na avaliação da atividade física como um desfecho significativo em estudos clínicos, a ser validado em outros estudos em crianças.

O uso de diferentes testes para compor a capacidade funcional é uma estratégia interessante, pois cada exame ou avaliação tem particularidades que o tornam factível ou adequado para algumas situações, mas não necessariamente para todas as circunstâncias ou pacientes. Levando esses fatos em consideração, investigamos a exequibilidade e as associações do teste de sentar e levantar (TSL) com o TC6 e o nível diário de atividade física.[158]

O TSL é um teste fácil de realizar e que não requer nenhuma infraestrutura especial, exceto uma cadeira adequada e uma área tranquila e ventilada. Essa característica o torna factível em diversos contextos e locais, como no domicílio, no atendimento clínico e durante a telerreabilitação pulmonar.[159] Sentar e levantar de uma cadeira são movimentos com os quais as pessoas estão bastante familiarizadas, estando ligados à autonomia do indivíduo.

Desde sua introdução para avaliação de força muscular de membros inferiores em adultos saudáveis,[160] diversas versões têm sido testadas, em variadas condições clínicas. O TSL de um minuto (TSL-1) que usamos aqui é uma das versões mais utilizadas, já tendo sido estudado em várias doenças respiratórias crônicas.[161, 162, 163, 164] O TSL-1 é um teste válido, responsivo e confiável em indivíduos com diversas doenças respiratórias,[165] como DPOC[166, 167] e fibrose cística.[168] Até este momento, no entanto, não há estudos em pacientes com HAP. Ozcan Kahraman e colaboradores testaram uma versão mais curta (30 seg) de um teste de sentar e levantar em pacientes com HP e relataram exequibilidade do teste e boa correlação com o TC6.[169]

Na avaliação aqui realizada, o TSL-1 apresentou correlações moderadas com as variáveis da acelerometria (Tabela 2.7) e com o TC6 (Figura 2.4).[170, 171] O índice de Borg final em ambos os testes (TSL-1 e TC6) foi semelhante ($p = 0,48$). Como o peso corporal é um fator que sabidamente afeta a atividade física, bem como os resultados do TSL-1 e do TC6, os resultados aqui foram expressos também como a razão entre o número de repetições no TSL-1 ou da distância no TC6 e o peso corporal. Esses resultados mostraram, de forma inédita, que, em pacientes com HAP, o TSL-1 tem boa correlação com outras variáveis de avaliação funcional, como o TC6 e o nível de atividade física.[172] Os achados aqui apresentados reforçam o potencial do TSL-1 para avaliação funcional nesses indivíduos, podendo ser útil em situações em que haja dificuldades para realização de testes de campo, como o TC6.

A correlação do TSL-1 com o TC6 já foi evidenciada em outras condições clínicas, tanto com a distância[173, 174, 175, 176] quanto com a queda da oxigenação induzida pelo TC6.[177, 178] Um estudo[179] sugeriu que o TSL-1 causa menor estresse hemodinâmico que o TC6. É importante salientar, entretanto, que, embora se correlacionem, os dois exames não avaliam exatamente os mesmos aspectos envolvidos na limitação aos esforços.

Como exemplo dessa diferença, destaca-se a aplicação da medida do número de repetições no TSL-1 para avaliação da força em membros inferiores.[180, 181, 182, 183] Atrofia muscular e contratilidade reduzida dos músculos esqueléticos são achados comuns em pacientes com HP. Há diversos possíveis mecanismos envolvidos no surgimento dessas alterações, como aumento na degradação de proteínas musculares, transição de fibras tipo I para fibras tipo II, redução na densidade capilar e diminuição na capacidade enzimática aeróbica.[184] Esses achados são semelhantes aos encontrados em outras doenças crônicas,[185] especialmente quando há hipoxemia.[186] Há evidências de redução de força muscular em membros inferiores e superiores na HAP, comparativamente com sujeitos saudáveis, e esse achado parece não estar associado à classe funcional.[187] Embora não tenhamos aqui realizado medidas histoquímicas ou histológicas, ou de força dos músculos esqueléticos, com base nos estudos citados é plausível especular que os achados do TSL-1 reflitam redução na força muscular dos membros inferiores.

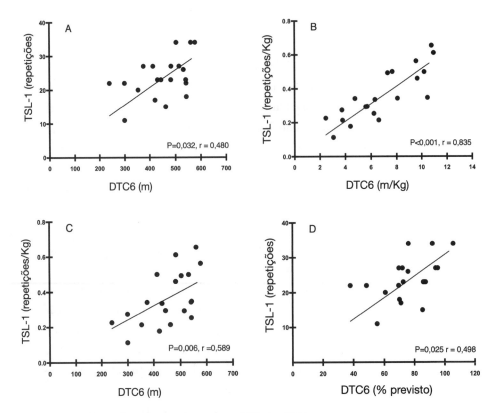

Figura 2.4: Gráficos de correlação entre TSL-1 e TC6.
Fonte: Adaptado de Nakazato, *et al.*, 2021.

Os achados aqui descritos sugerem um papel para esses novos testes, como a acelerometria e o TSL-1, e reforçam a importância do TC6, já consagrado na avaliação da capacidade funcional. Por ser um estudo com pequeno número de doentes, e de um único centro de HP, esses resultados não podem ser generalizados para todos os pacientes com hipertensão pulmonar. Apesar dessa limitação, os achados aqui descritos permitem considerar o TSL-1 como um teste promissor na avaliação da capacidade funcional de indivíduos com hipertensão pulmonar. As fortes correlações entre o TSL-1 e o TC6 e o nível de atividade diária reforçam a robustez do teste como ferramenta complementar na avaliação multidimensional da limitação ao exercício. Entretanto, mais estudos são necessários para validar o TSL-1 nesse contexto.

Atividade física, fatores emocionais e de qualidade de vida

Dando prosseguimento à avaliação de outros aspectos envolvidos na redução de atividade física presente nos pacientes com HAP, foram aplicados questionários para identificação de depressão e ansiedade (questionário HADS), um questionário de qualidade de vida – o SF-36, e o MRADL, questionário de atividades de vida diária (Tabela 2.8). O questionário SF-36 é um instrumento genérico, composto de 36 itens que avaliam as seguintes dimensões: capacidade funcional, limitações físicas, dor, estado geral de saúde, vitalidade, limitações sociais, aspectos emocionais e saúde mental. O SF-36 foi validado para a língua portuguesa[188] ainda no século passado e tem desde então sido bastante utilizado como ferramenta na avaliação da qualidade de vida de pacientes com HP e HAP.[189, 190, 191, 192, 193, 194, 195]

O HADS, por sua vez, é uma escala para avaliação do nível de ansiedade e depressão, validada para o português,[196] que inclui 14 questões divididas em 7 sobre ansiedade (HADS-A) e 7 sobre depressão (HADS-D). Cada questão pode ser pontuada de 0 a 3, e o escore final de cada subescala varia de 0 a 21, sendo que, quanto maior o valor, pior o estado de ansiedade e depressão.

No SF-36, os piores escores foram no estado geral de saúde, na capacidade funcional e na vitalidade. Na escala HADS, ansiedade e depressão foram avaliadas separadamente, e escores abaixo de 8 eram considerados indicativos de baixa probabilidade de ansiedade ou depressão. Embora os escores médios para ansiedade e depressão tenham sido menores que 8, 6 dos 20 pacientes (30%) pontuaram mais de 8 para ansiedade e 3 dos 20, para depressão (15%). Em um estudo com pacientes com HAP, um escore maior ou igual a 9 da escala HADS para detecção de depressão, a sensibilidade encontrada foi de 62%, especificidade de 80%, com valor preditivo positivo de 47,7% e valor preditivo negativo de 87,5%.[197]

No questionário de atividades de vida diária (MRADL), a média foi alta, indicando boa capacidade funcional para as atividades de vida diária. Nenhum doente teve escore menor que 7,5, o que indicaria pior capacidade funcional.

Tabela 2.8: Dados clínicos e resultados dos questionários SF-36, HADS e MRADL.

Variáveis		HAP (n = 20)	
Clínicas e demográficas	Idade (anos)	44,3 ± 13,2	
	Sexo feminino, n (%)	16 (80%)	
	IMC (Kg/m^2)	26,9 ± 6,0	
Classe funcional (NYHA), n (%)	I	7 (35%)	
	II	10 (50%)	
	III	3 (15%)	
Questionário SF-36	Capacidade funcional	47,8 ± 20,4	Escore: 0-100 Zero: o pior estado de saúde 100: o melhor estado de saúde
	Limitação física	62,5 ± 43,3	
	Dor	71,0 ± 24,4	
	Estado geral de saúde	31,9 ± 12,0	
	Vitalidade	52,5 ± 19,7	
	Aspectos sociais	75,6 ± 27,0	
	Aspectos emocionais	65,0 ± 39,7	
	Saúde mental	67,0 ± 21,6	
Questionário HADS	HADS-A	5,8 ± 3,4	Escore 0-21 Quanto maior o valor, maior a probabilidade de ansiedade/depressão Pontuação ≥ 8: alta probabilidade de ansiedade/depressão
	HADS-D	4,1 ± 2,8	
MRADL	Quatro domínios avaliados (mobilidade, atividades na cozinha, atividades de lazer e atividades domésticas)	18,1 ± 2,2	Escore 0-21 Total: 21 questões (1 ponto por questão) Quanto > o escore, < incapacidade física > 7,5 caracteriza melhor capacidade física

Dados expressos como média ± desvio-padrão ou número absoluto e %. SF-36: 36-Item Short Form Health Survey; HADS: Escala Hospitalar de Ansiedade e Depressão; HAD-A: Escala Hospitalar de Ansiedade e Depressão – ansiedade; HAD-D: Escala Hospitalar de Ansiedade e Depressão – depressão MRADL: The Manchester Respiratory Activities of Daily Living.

Fonte: Elaboração própria da autora.

Dois aspectos aqui merecem destaque: o primeiro, a moderadamente alta prevalência de risco de depressão (15%) e ansiedade (30%). O segundo, os resultados das análises de correlação, que enfatizam a importância dos aspectos emocionais e de qualidade de vida em relação ao desempenho funcional.

Alterações de humor, sobretudo humor depressivo e ansiedade, são frequentes em pacientes com doenças crônicas, e na hipertensão pulmonar não é diferente. Como já discutido anteriormente, a HAP é uma doença crônica limitante, progressiva, ainda sem tratamento curativo. Afeta uma população jovem, predominantemente do sexo feminino, muitas vezes impactando em aspectos emocionais, sociais e financeiros da vida da pessoa. Os pacientes com HAP frequentemente têm que procurar vários médicos e serviços antes de ter seu diagnóstico, o que gera angústia e ansiedade, especialmente porque percebem a progressiva limitação aos esforços e às atividades físicas. O momento de confirmação do diagnóstico de HAP gera emoções ambíguas nos pacientes: em parte, de alívio por haver finalmente explicação para seus sintomas; em parte, de medo e insegurança devido à rápida percepção – sobretudo pelo acesso à internet e às redes sociais – de que se trata de doença progressiva, permanente, potencialmente fatal e que afetará de modo definitivo sua vida da forma como eles a conheciam previamente. No diagnóstico, é necessário lidar não apenas com as limitações físicas, mas com as incertezas referentes ao acesso ao tratamento, com o impacto da doença na vida futura da pessoa, em suas aspirações profissionais ou de maternidade. De fato, há estudos que mostram que o impacto psicológico no momento do diagnóstico é grande e tende a atenuar um pouco com o tempo.[198] Ao longo da evolução, a percepção da resposta parcial ao tratamento, as considerações sobre transplante pulmonar ou procedimentos cirúrgicos são também fontes de estresse emocional. Muitos pacientes – segundo Olsson e colaboradores, em torno de 38% – desenvolvem dificuldades de ajustes após receber o diagnóstico, com grande chance de virem a apresentar algum transtorno de saúde mental com o passar do tempo.[199]

É plausível que se instale um "círculo vicioso" entre depressão, piora da percepção da doença e redução de atividade física: a percepção de sua limitação física pode aumentar a chance de o paciente se sentir depressivo; quanto mais depressivo, menores serão sua vontade, sua disposição e sua energia para manter a prática de quaisquer atividades físicas; quanto mais inativo, maior a chance de o paciente ter repercussões físicas dessa inatividade, como, por exemplo, alterações musculares, perda de massa magra, aumento de peso. Certamente isso não ocorre com todas as pessoas, uma vez que existem muitas maneiras de lidar com situações adversas. Mas também é certo que esse fato representa um problema para uma parcela significativa dessa população. Este tema será novamente retomado mais à frente no texto, na discussão de barreiras à prática de exercícios.

Chama atenção a alta prevalência de depressão na amostra aqui avaliada, sobretudo pela possibilidade de subdiagnóstico. O registro americano já demonstrou que depressão ocorre frequentemente nos pacientes com HAP, com uma prevalência significativamente mais alta que na população geral (25% *versus* 6,7%, respectivamente).[200] Olsson e colaboradores encontraram transtornos mentais em mais de um terço de uma amostra de 217 pacientes com HAP. Transtorno depressivo maior (23%) e doença do pânico (15,2%) foram os mais presentes, com frequência entre três e oito vezes maior nos pacientes com HAP comparados com a população geral.[201] Em uma revisão recente de Bussotti e Somarruga,[202] a prevalência de transtornos mentais em pacientes com HAP variou de 7,5% a 53% para depressão, e de 19% a 51% para ansiedade e doença do pânico.

Diversos estudos têm trazido dados sobre ansiedade e depressão em pacientes com HAP e HPTEC, encontrando frequências bastante elevadas, o que salienta a necessidade de busca ativa e sistemática de transtornos de humor nessa população.[203, 204] Somaini e colaboradores utilizaram o mesmo questionário (HADS) usado aqui em pacientes incidentes e prevalentes com diagnóstico de HAP, HPTEC e doença pulmonar. Os autores encontraram risco alto para depressão em 53% dos pacientes incidentes e em 21% dos prevalentes, e, para ansiedade, em 51% dos incidentes e em 24% dos prevalentes.[205] Pfeuffer e colaboradores, avaliando pacientes com HAP e HPTEC por meio do HADS, encontraram taxas também elevadas de ansiedade e depressão.[206] A frequência de ansiedade e de depressão foi maior nos pacientes com HPTEC (43,5% e 56,5%) do que nos pacientes com HAP (32,9% e 30%), embora a prevalência tenha sido alta também nestes últimos. Embora esses estudos tenham apresentado frequências desses transtornos um pouco mais elevadas, nossos pacientes apresentaram também frequência não desprezível desses distúrbios.

Transtorno de pânico e ataques de pânico também são mais comuns nessa população, quando comparados a outras doenças crônicas. Lowe e colaboradores identificaram que há correlação da prevalência de transtornos mentais com a classe funcional (NYHA) na HP, variando de 17,7% na CF I até 61,9%

na CF IV. Os autores chamam atenção para o subdiagnóstico no seu estudo: apenas 24% dos pacientes estavam recebendo tratamento medicamentoso ou suporte psicoterápico.[207]

A preocupação com possível subdiagnóstico de transtornos de depressão e ansiedade nesses pacientes reside no fato de que, sem diagnóstico, os pacientes permanecem sem medidas terapêuticas, sejam farmacológicas e/ou psicoterápicas. Além disso, há evidências de que distúrbios psiquiátricos afetam negativamente a qualidade de vida desses pacientes,[208, 209, 210, 211, 212, 213] podendo modular o nível de atividade física. McCollister e colaboradores identificaram associação entre sintomas depressivos e pior capacidade funcional avaliada por DTC6 e classe funcional.[214]

Apoio psicológico e tratamento de depressão podem trazer benefícios para a qualidade de vida dessas pessoas e, eventualmente, modular a disposição para atividade física. O achado aqui relatado de correlação moderada (inversa) do escore de depressão com a contagem diária de passos ($r = -0{,}446$, $p = 0{,}048$) apoia essa hipótese. Essa associação entre atividade física e depressão também foi observada em indivíduos com alto risco de doença cardiovascular[215] e em pacientes com DPOC.[216]

Qualidade de vida relacionada à saúde (QVRS) é frequentemente considerada um dos desfechos mais significativos do ponto de vista do paciente, e há evidências claras de que a QVRS é reduzida em pacientes com HP e HAP quando comparados com indivíduos saudáveis.[217, 218, 219] Embora o tratamento tenha impacto positivo na QVRS, ela tende a persistir baixa ao longo da evolução da doença.[220]

À época em que os pacientes desse estudo foram avaliados (2017-2018), não havia nenhum questionário específico para avaliação de QVRS em HP validado para uso no país. Optou-se, assim, pelo uso de SF-36, questionário genérico que tem sido frequentemente utilizado em diversos estudos com HAP.[221, 222, 223, 224, 225, 226]

Na amostra analisada, as pontuações mais baixas foram nos domínios do estado geral de saúde, da capacidade funcional e da vitalidade (Tabela 2.8), corroborando resultados de outros autores que mostram que, em geral, os domínios físicos do SF-36 são os mais afetados.[227, 228, 229]

Não foram encontradas correlações significativas dos domínios do SF-36 com os desfechos principais do TSL-1 e do TC6. Quanto à acelerometria, houve correlação moderada entre o domínio da capacidade funcional com o tempo de atividade, porém com significância estatística limítrofe (r 0.429, p = 0.059, correlação de Spearman). Okumus e colaboradores[230] encontraram correlação moderada entre o número de passos por dia e os domínios do SF-36. Essa diferença entre os achados de Okumus e os nossos pode ser devida ao fato de nossos pacientes apresentarem doença menos grave, maiores distâncias caminhadas no TC6 e melhores pontuações no SF-36 do que os pacientes incluídos naquele estudo. Nesse aspecto, outros autores mostraram correlações da QVRS com classe funcional e com perfil hemodinâmico.[231] Fernandes e colaboradores chegaram a demonstrar relação entre QVRS com prognóstico dos pacientes com HAP. Nesse estudo, pontuações abaixo de 32 nos domínios do componente físico do SF-36 estiveram associadas a piores taxas de sobrevida.[232]

Entendemos que o pequeno número de pacientes pode ter comprometido nossos resultados nas análises de correlação do SF-36 com os testes funcionais. Entretanto, destacamos o achado – pouco relatado até o momento – das fortes associações entre a QVRS e diversas barreiras para prática de atividade física. Esses resultados serão discutidos mais à frente neste texto.

Em 2006, McKenna e colaboradores publicaram e validaram o primeiro questionário para avaliação de QVRS específico para hipertensão pulmonar.[233] Entre 2018 e 2019, participamos da adaptação e da validação psicométrica desse questionário (Camphor – Cambridge Pulmonary Hypertension Outcome Review) no Brasil, cujos resultados foram publicados em 2020.[234] Foi um projeto bicêntrico do qual participaram a Universidade Federal de Minas Gerais (UFMG) e a Universidade Estadual de Campinas (Unicamp). O processo de tradução e validação incluiu uma tradução bilíngue e um painel de leigos, entrevistas de *debriefing* cognitivo e testes psicométricos repetidos em dois momentos para avaliar consistência interna, reprodutibilidade e validade do questionário.

Para validá-lo, a avaliação psicométrica envolveu 102 pacientes (48,8 +/- 14,5 anos, 80,4% do sexo feminino), com coeficientes alfa de Cronbach acima de 0,9 nas três escalas Camphor, com excelente confiabilidade teste-reteste (coeficientes acima de 0,85 em todas as escalas). A versão brasileira do Camphor demonstrou boas propriedades psicométricas e consiste em um instrumento confiável para avaliar QVRS e QV em pacientes brasileiros com HP, abordando a perspectiva deles sobre sua doença de forma abrangente. Desde então, essa versão pode ser usada em estudos nacionais, e é ela que estamos utilizando em um estudo em andamento sobre os efeitos de treinamento físico em pacientes com HAP.[235]

II.3 Barreiras para a prática de atividades físicas

Pessoas com hipertensão pulmonar realizam menos atividade física que indivíduos com o mesmo perfil demográfico,[236, 237] e esse fato está relacionado com limitações hemodinâmicas, funcionais e aspectos subjetivos – não orgânicos –, como depressão, medo e ansiedade.[238] Esses fatores nem sempre são adequadamente abordados na prática clínica por uma série de motivos, entre os quais podem ser destacados: falta de tempo para consulta, pressão assistencial ou dos processos de trabalho (por exemplo, locais de assistência à saúde privados ou que contabilizam os atendimentos de forma rígida e metrificada), profissionais de saúde não familiarizados com as opções terapêuticas, dúvidas quanto à segurança da prática de exercícios, indisponibilidade de locais ou serviços para onde os pacientes possam ser encaminhados para essa prática.

Em um estudo com pacientes HAP e HPTEC para investigar causas de seu não encaminhamento para reabilitação e prática de exercícios, Cascino e colaboradores encontraram que indivíduos com mais baixo *status* socioeconômico tinham menos chance de ser encaminhados para reabilitação. Das barreiras que os pacientes identificaram como associadas ao não encaminhamento para reabilitação, destacavam-se as seguintes afirmações: "Meu médico não achou necessário"; "Prefiro cuidar de minha saúde sozinho, não em grupo"; "Muitas pessoas têm problemas do coração e pulmões e não fazem exercício, e estão bem"; "Não sei nada a respeito de tratamento com exercícios".[239] Esse estudo joga luz sobre alguns aspectos que podem estar relacionados à baixa prática de exercícios em pacientes com HP, a despeito de sua recomendação nos últimos consensos.[240] A falta de informações, tanto dos profissionais quanto dos pacientes, a respeito do assunto e as dúvidas quanto à segurança e à efetividade da prática de exercícios certamente têm um papel importante.

Com o objetivo de aumentar a compreensão sobre quais fatores os pacientes identificam como dificuldades para a prática de exercícios, foram avaliados 70 indivíduos com HAP e HPTEC, selecionados a partir do ambulatório de circulação pulmonar.[241] Além de deslindar as principais barreiras à realização de atividades físicas em pacientes com hipertensão pulmonar, buscou-se investigar se tais barreiras teriam correlação com dados demográficos e classe funcional de dispneia. Além disso, se haveria correlação das barreiras identificadas com o nível de atividade física, com a capacidade funcional e com a qualidade de vida.

Para análise das barreiras percebidas pelos pacientes, os participantes incluídos responderam a um questionário (Anexo 4) composto de sete itens que poderiam ser considerados empecilhos à realização de atividade física.[242] São três questões por domínio, e a cada questão é atribuída uma pontuação que varia de 0 a 3, de modo que cada domínio varia de 0 a 9. Os domínios ficam embaralhados ao longo do questionário, e no Quadro 2.1 estão discriminadas as questões que compõem cada domínio. Pontuações maiores ou iguais a 5 representam barreira significativa. A soma do escore de cada domínio foi utilizada para fazer as correlações lineares.

Quadro 2.1: Identificação das questões por domínio no questionário de barreiras.

Domínios	Questões
Falta de tempo	Um, oito e quinze
Influência social	Dois, nove e dezesseis
Falta de energia	Três, dez e dezessete
Falta de vontade	Quatro, onze e dezoito
Medo de lesão	Cinco, doze e dezenove
Falta de habilidade	Seis, treze e vinte
Falta de estrutura	Sete, catorze e vinte e um

Fonte: Amorim, 2014.

Foram aplicados também o questionário de qualidade de vida SF-36 (Anexo 2) e o questionário respiratório e de atividade de vida diária de MRADL (Anexo 1), ambos detalhados anteriormente neste texto. Todos os pacientes realizaram teste de caminhada de seis minutos para avaliação de capacidade funcional.

Dos 70 pacientes avaliados, 50 eram do grupo 1 (HAP) e 20 do grupo 4 (HP tromboembólica crônica). No grupo HAP, 60% dos pacientes foram classificados como HAP idiopática, e as características basais dos participantes podem ser vistas na Tabela 2.9. Comparando-se as características clínicas entre os dois grupos, somente o IMC dos pacientes foi diferente, sendo maior no grupo HPTEC. O teste de caminhada mostrou valores semelhantes, sem diferenças significativas entre os grupos.

Tabela 2.9: Características clínicas, demográficas e do TC6 dos pacientes analisados quanto às barreiras para atividades físicas (N = 70).

		HAP (n = 50)	HPTEC (n = 20)	p
Idade (anos)		42,72 ± 12,35	47,10 ± 14,55	0,2921[1]
Sexo feminino, n (%)		41 (82,0%)	13 (65,0%)	0,2057[3]
Índice de massa corpórea (Kg/m²)		25,69 ± 5,39	31,97 ± 6,96	0,0005[1]
HAPI, n (%)		30 (60%)	—	
HAP associada à doença do colágeno, n (%)		11 (22%)	—	
HAP associada à cardiopatia congênita, n (%)		9 (18%)	—	
Classe funcional de dispneia (NYHA), n (%)	I	17 (34,0%)	7 (35,0%)	
	II	21 (42,0%)	10 (50,0%)	
	III	11 (22,0%)	3 (15,0%)	
	IV	1 (2,0%)	0 (0,0%)	
Classe funcional de dispneia (NYHA), n (%)	I + II	38 (76,0%)	17 (85,0%)	0,5284[3]
	III + IV	12 (24,0%)	3 (15,0%)	
TC6*	DTC6 (m)	444,60 ± 99,52	407,70 ± 90,52	0,1492[1]
	DTC6 (% previsto, Iwama)	79,48 ± 18,68	72,70 ± 15,89	0,1675[1]
	DTC6 (% previsto, Brito)	76,19 ± 16,76	74,30 ± 16,14	0,7161[1]
	DTC6 > 440m, n (%)	26 (54,2%)	10 (50,0%)	0,7538[2]
	SpO₂ inicial (%)	93,52 ± 4,39	93,65 ± 3,25	0,7837[1]

TC6*	SpO$_2$ final (%)	83.49 ± 10,39	87.50 ± 6,78	0,2108[1]
	ΔSpO$_2$ (%)	10.29 ± 8,28	6.65 ± 4,51	0,1524[1]
	FR final (rpm)**	29.98 ± 5,00	29.22 ± 7,56	0,5270[1]
	FC final (bpm)**	120.06 ± 30,33	117.94 ± 21,37	0,6078[1]
	Borg final ***	6.03 ± 2,94	6.79 ± 2,53	0,4564[1]

Dados expressos em média ± dp, a menos que sinalizado de outra forma. Testes estatísticos: [1] teste de Mann-Whitney / [2] teste Qui-quadrado / [3] teste exato de Fisher. Nível de significância adotado: 5%.* TC6 disponível em 48 pacientes do grupo HAP. ** Dados disponíveis em 47 do grupo HAP e 18 do HPTEC; *** Dados disponíveis em 47 do grupo HAP e 19 do HPTEC. Equações de referência utilizadas para DTC6: Iwama (2009) e Britto (2013).

Fonte: Elaboração própria da autora.

A partir da aplicação do questionário de barreiras percebidas, foi possível elencar quais os motivos mais frequentes que os pacientes identificam como fatores que dificultam sua prática de atividade física. Entre os 50 pacientes com HAP, falta de vontade para praticar exercícios e falta de energia foram os motivos mais frequentemente encontrados, em 64% e 32%, respectivamente. Considerando que são motivos próximos do ponto de vista semântico, e tirando as superposições (pacientes que alegaram os dois motivos ao mesmo tempo), encontramos que 36 pacientes (72%) referiram que falta de vontade e/ou falta de energia são barreiras à prática de exercícios físicos.

Nos 20 pacientes com HPTEC, a distribuição das barreiras alegadas foi semelhante, com falta de vontade e falta de energia sendo também motivos bastante reconhecidos pelos pacientes (35% e 60%, respectivamente). A falta de estrutura, que diz respeito a ter instalações adequadas, foi um motivo também frequente nesse grupo, estando presente em 35% dos participantes.

Não houve diferença significativa na comparação entre os grupos quanto à frequência de escores maiores ou iguais a 5 por domínio. Na comparação entre os grupos HAP e HPTEC para o domínio falta de estrutura (14% *versus* 35%, respectivamente), obtivemos p = 0,941. Os dados podem ser apreciados na Figura 2.5.

O medo de lesão foi mais frequente no grupo HAP (38%) que no HP-TEC (20%). Os outros motivos, embora presentes, foram menos frequentes. Influência social, que diz respeito à falta de parceiros ou de estímulo destes para se exercitar, bem como ao fato de sentir-se envergonhado ao realizar atividades físicas, foi motivo alegado em 20% do grupo HAP e em 25% do grupo HPTEC.

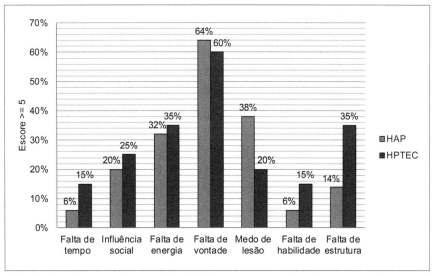

Figura 2.5: Barreiras encontradas para prática de atividade física, por domínio, em pacientes com HAP e HPTEC (% dos domínios nos quais o escore foi maior ou igual a 5). Fonte: Elaboração própria da autora.

A comparação entre os grupos HAP e HPTEC quanto aos resultados dos questionários aplicados pode ser vista na Tabela 2.10. No questionário de qualidade de vida SF-36, os domínios mais afetados foram do componente físico: capacidade funcional, aspectos físicos (mais no grupo HPTEC) e estado geral de saúde. Os domínios dos aspectos emocionais e de saúde mental foram moderadamente afetados. É interessante notar que não houve diferença significativa entre os grupos, exceto para o domínio dor, mais afetado no grupo HPTEC ($p < 0,05$). Ao mesmo tempo, o questionário MRADL (escala de incapacidade física e comprometimento das atividades de vida diária) não mostrou comprometimento significativo na maioria dos pacientes.

Tabela 2.10: Resultados dos questionários aplicados, por grupo (HAP e HPTEC).

		HAP (n=50)	HPTEC (n=20)	p
Questionário SF-36 (escore 0-100)*	Capacidade funcional	48,40 ± 24,21	38,75 ± 24,11	0,1209[1]
	Aspectos físicos	61,00 ± 44,37	40,00 ± 44,72	0,0758[1]
	Dor	**74,96 ± 25,71**	**55,90 ± 25,87**	**0,0040[1]**
	Estado geral de saúde	40,49 ± 18,55	41,60 ± 16,60	0,5316[1]
	Vitalidade	58,60 ± 16,23	54,50 ± 25,85	0,2260[1]
	Aspectos sociais	73,95 ± 25,71	71,25 ± 26,31	0,6100[1]
	Aspectos emocionais	57,32 ± 47,64	53,29 ± 46,41	0,8021[1]
	Saúde mental	58,26 ± 23,02	54,20 ± 24,60	0,3287[1]
Barreiras percebidas (escore 0-9)	Falta de tempo	1,12 ± 1,88	1,15 ± 2,21	0,5325[1]
	Influência social	2,40 ± 2,31	2,75 ± 2,36	0,5014[1]
	Falta de energia	2,72 ± 2,76	2,95 ± 3,12	0,9463[1]
	Falta de vontade	4,62 ± 2,65	5,05 ± 3,10	0,4383[1]
	Medo de lesão	3,12 ± 3,17	2,60 ± 3,08	0,5179[1]
	Falta de habilidade	1,34 ± 1,70	2,00 ± 2,38	0,4158[1]
	Falta de estrutura	2,72 ± 2,12	3,65 ± 2,62	0,1585[1]
MRADL		17,54 ± 3,52	16,25 ± 3,14	0,0667[1]

Dados expressos em média ± dp, a menos que sinalizado de outra forma. Testes estatísticos: 1 Teste de Mann-Whitney / 2 Teste Qui-quadrado / 3 Teste exato de Fisher. Nível de significância adotado para os testes estatísticos foi 5%. * SF-36: zero, pior estado de saúde, e 100, melhor estado de saúde.

Fonte: Elaboração própria da autora.

Investigamos se havia correlação[243] entre desfechos de interesse (escore >= 5 por domínio no questionário de barreiras, e DTC6 <= 400m no TC6), com variáveis clínicas, funcionais e de qualidade de vida, e se era possível identificar variáveis que ajudariam a prever os desfechos de interesse, por meio de análise de regressão logística.[244] Esses dados estão disponíveis na Tabela 2.11, na qual, para melhorar a visualização, constam apenas os dados que deram significância estatística (NS corresponde a não significante). Além disso, esses mesmos dados foram submetidos a análise para investigar a correlação entre o SF-36 e os itens do questionário de barreiras (Tabela 2.12).

TABELA 2.11: RESULTADOS DA ANÁLISE DE CORRELAÇÃO ENTRE BARREIRAS PARA ATIVIDADE FÍSICA E TC6 COM VARIÁVEIS CLÍNICAS, FUNCIONAIS E DE QUALIDADE DE VIDA (VER EXPLICAÇÃO NO TEXTO).

Barreiras à atividade física (escore >= 5)	Comparação entre grupos estratificada por barreira com pontuação >= 5, por domínio					Regressão logística multivariada #
	Idade [1] / IMC [1] / Sexo [2] / Classe Funcional [3]	Teste de caminhada de 6 minutos [1]	Questionário SF-36 [1]	Questionário MRADL [1]	Questionário de barreiras [1]	
Falta de tempo (N = 6)	NS	NS	NS	NS	Participantes com escores >= 5 para falta de tempo obtiveram uma pontuação mais elevada para as seguintes outras barreiras: - Falta de energia ** - Falta de estrutura ***	Baixa frequência, teste não realizado

Influência social (N = 15)	Participantes com pontuações mais altas para essa barreira (>= 5) eram mais velhos do que os participantes com pontuações mais baixas ***	NS	Participantes com pontuações mais altas para essa barreira (>= 5) tiveram pontuações mais baixas na vitalidade (SF-36) ***	NS	Participantes com escores >= 5 para influência social obtiveram pontuação mais alta para as seguintes barreiras: - Falta de habilidade *** -Falta de estrutura***	A idade e o domínio vitalidade (SF-36) juntos aumentam a chance de ter um escore significativo (>= 5) para a barreira influência social: para a idade, cada ano aumenta a chance em 6,2%; e para a vitalidade (SF-36), cada unidade a menos na pontuação aumenta a chance em 4% Idade: OR=1,062; CI95%(1,008;1,120) *** Vitalidade (SF-36): OR= 1,040; CI95% (1,006;1,073) ***
Falta de energia (N =23)	Havia mais mulheres no grupo com pontuação >= 5 (91,3% vs 70,2%). ***	NS	Participantes com escores mais elevados para essa barreira (>=5) tiveram pontuações mais baixas no domínio vitalidade (SF-36) ***	NS	Participantes com escores >= 5 para a barreira falta de energia obtiveram pontuação mais alta para as outras barreiras a seguir: - Falta de vontade *** - Falta de estrutura *	Vitalidade (SF-36) foi o único domínio que permaneceu associado à barreira falta de energia. Redução de uma unidade na pontuação aumenta a chance em 3,6% Vitalidade: OR 1,036 95%CI 1,006;1,067 ***

BARREIRAS PARA A PRÁTICA DE ATIVIDADES FÍSICAS

Falta de vontade (N= 44)	Classes funcionais mais graves (III e IV) foram encontradas em participantes com pontuações mais altas (>=5) para a barreira falta de vontade * (3,8% × 31,8%)	Os pacientes com escores mais altos (>=5) caminharam menores distâncias no TC6 (478,5m × 406,1m) *	Participantes com pontuações mais altas para a barreira falta de vontade (>= 5) tiveram pontuações mais baixas nos seguintes domínios (SF-36): - Capacidade funcional ** - Aspectos físicos *** - Estado geral de saúde** - Vitalidade * - Aspectos emocionais **	Participantes com pontuações mais altas para a barreira falta de vontade (>=5) tiveram uma pontuação mais baixa no MRA-DL *	Participantes que obtiveram pontuação >= 5 para a barreira falta de vontade tiveram uma pontuação mais alta para a barreira falta de estrutura **	Vitalidade (SF-36) foi o único domínio que permaneceu associado à barreira falta de vontade. Cada unidade de redução na pontuação aumentou a chance em 10,1% Vitalidade (SF-36): OR 0,908 (1,101) 95%CI 0,865; 0,954 (1,049;1,156) *
Medo de lesão (N= 23)	NS	NS	Participantes com pontuações mais altas para a barreira medo de lesão (>= 5) tiveram pontuações mais baixas nos seguintes domínios (SF-36): - Aspectos sociais* - Aspectos emocionais ***	NS	Os participantes que obtiveram pontuação >= 5 para a barreira medo de lesão tiveram uma pontuação mais alta para a barreira falta de habilidade***	Aspectos sociais (SF-36) foi o único domínio que permaneceu associado à barreira medo de lesão. Cada unidade a menos na pontuação aumentou a chance em 3,8% Aspectos sociais (SF-36): OR 1,038 CI95% 1,015; 1,061 *

| **Falta de habilidade (N=6)** | Classes funcionais mais graves (III e IV) foram encontradas em participantes com pontuações mais altas (>=5) para a barreira falta de habilidade (17,2% × 66,7%) *** | NS | Participantes com pontuações mais altas para a barreira falta de habilidade (>=5) tiveram pontuações mais baixas nos seguintes domínios (SF-36):

- Aspectos físicos ***
- Dor ***
- Vitalidade *
- Aspectos sociais ***
- Saúde mental *** | Participantes com pontuações mais altas para a barreira falta de habilidade (>=5) tiveram uma pontuação mais baixa no MRA-DL *** | Participantes com pontuações mais altas para a barreira falta de habilidade tiveram uma pontuação mais alta para a barreira falta de estrutura *** | Baixa frequência, teste não realizado |

		Participantes com pontuações mais altas para a barreira falta de estrutura (>= 5) tiveram pontuações mais baixas nos seguintes domínios (SF-36): - Aspectos físicos ** - Estado Geral de Saúde *** - Vitalidade * - Aspectos sociais*** - Aspectos emocionais *** - Saúde mental ***	Participantes com pontuações mais altas para a barreira falta de estrutura (>= 5) tiveram uma pontuação mais baixa no MRA-DL **	Vitalidade (SF-36) foi o único domínio que permaneceu associado à barreira falta de estrutura. Cada unidade de redução na pontuação aumentou a chance em 5,5%
Falta de estrutura (N= 14)	NS	NS		NS	Vitalidade (SF-36): OR 1,055 CI95% 1,016;1,095 **
TC6	Comparação entre grupos estratificados por distância caminhada do Teste de Caminhada de 6 Minutos (TC6) > 440m ou <= 440m				Regressão logística multivariada #
	Idade [1] / IMC [1] / Sexo [2] / Classe Funcional [3]		**Questionário de Barreiras** [1]		
	Pacientes com distâncias no TC6 <=440m apresentaram: → Maior IMC (30,40 × 25,38 kg/m2) * → Classes funcionais mais graves (III e IV) (31,3% × 11,1%) ***		Pacientes com distâncias no TC6 <= 440m tiveram maiores escores para a barreira medo de lesão (78,1 × 47,2%) *		Apenas o IMC permaneceu associado à DTC6<= 440 metros (cada unidade adicional aumenta a chance em 15,8%)	→ IMC: OR 1,158, 95%CI 1,052; 1,276; **

* p < 0,001 ** p < 0,01 *** p < 0,05. [1] Baseado no teste Mann-Whitney / [2] Baseado no teste Chisquare / [3] Baseado no teste Exato de Fisher/ # Usando regressão logística para modelar a probabilidade de escores de barreira >= 5. OR=odds ratio / 95%CI= 95% Intervalo de confiança. Fonte: Elaboração própria da autora.

TABELA 2.12: RESULTADOS DA ANÁLISE DE CORRELAÇÃO ENTRE O SF-36 E OS ITENS DO QUESTIONÁRIO DE BARREIRAS.

SF-36 → Barreiras ↓		Capacidade funcional	Aspectos físicos	Dor	Estado geral de saúde	Vitalidade	Aspectos sociais	Aspectos emocionais	Saúde mental
Falta de tempo	(ρ)	0,0997	0,0392	0,0661	0,1540	-0,1275	-0,0088	-0,0460	-0,0466
	valor-p	0,4117	0,7474	0,5867	0,2030	0,2929	0,9422	0,7055	0,7020
Influência social	(ρ)	-0,1470	-0,0904	-0,1310	-0,1378	-0,2911	-0,1031	-0,0277	-0,0982
	valor-p	0,2246	0,4568	0,2799	0,2552	0,0145	0,3958	0,8199	0,4185
Falta de energia	(ρ)	-0,1545	-0,1753	-0,0373	-0,1709	-0,3947	-0,2271	-0,1599	-0,1153
	valor-p	0,2016	0,1466	0,7594	0,1573	0,0007	0,0587	0,1861	0,3419
Falta de vontade	(ρ)	-0,3414	-0,3166	-0,1372	-0,3860	-0,5685	-0,3799	-0,4304	-0,3025
	valor-p	0,0038	0,0076	0,2575	0,0010	<0,0001	0,0012	0,0002	0,0109
Medo de lesão	(ρ)	-0,2805	-0,20832	-0,0004	0,0464	-0,0401	-0,4235	-0,2585	-0,1110
	valor-p	0,0187	0,0835	0,9976	0,7028	0,7416	0,0003	0,0307	0,3607
Falta de habilidade	(ρ)	-0,0863	-0,3562	-0,2910	0,0446	-0,1140	-0,3678	-0,1394	-0,14304
	valor-p	0,4777	0,0025	0,0145	0,7137	0,3474	0,0017	0,2498	0,2375
Falta de estrutura	(ρ)	-0,2913	-0,3675	-0,2020	-0,3392	-0,4589	-0,3309	-0,4116	-0,3257
	valor-p	0,0144	0,0017	0,0936	0,0041	<0,0001	0,0052	0,0004	0,0059

(ρ): Coeficiente de correlação linear de Spearman.
Fonte: Elaboração própria da autora.

Na análise de correlação linear de Spearman entre SF-36 e questionários de barreiras, os itens que mostraram mais associação foram o domínio vitalidade (SF-36), que mostrou associação moderada com falta de energia, falta de vontade e falta de estrutura, e fraca com influência social. Mais do que observar cada associação individualmente, esses resultados evidenciam alguns aspectos importantes que dizem respeito a como o indivíduo com HP se sente diante de uma necessidade ou recomendação médica de praticar exercícios.

Dos dados aqui avaliados, ressalto um aspecto que me parece particularmente pertinente. Em primeiro lugar, há um grande número de pacientes que referem falta de energia ou falta de vontade como barreiras para a prática de exercícios (72%). Quem acompanha pacientes com HAP certamente reconhece essa queixa de falta de energia ou falta de vontade para tudo. Na realidade, é uma impressão subjetiva, um sintoma que, por estar relacionado com aspectos da qualidade de vida (por exemplo, domínio vitalidade do SF-36, com (ρ) de -0.56846 ($p < 0,0001$) (Tabela 2.12), acaba por ter impacto na capacidade funcional. Sobre esse ponto, observamos, nos dados expressos na Tabela 2.11, que uma DTC6 reduzida (em metros, e em % prevista)[245, 246] esteve associada com escore de barreira maior ou igual a 5 para falta de vontade (p= 0,0011, p= 0,0009 e p= 0,0012, respectivamente). Na regressão logística, o domínio vitalidade do SF-36 manteve-se associado à barreira falta de vontade, e cada unidade a menos no escore (vitalidade) aumentou a chance em 10,1% de ter falta de vontade como barreira significativa.

Como vimos, os pacientes com HAP e HPTEC praticam menos atividade física,[247] e isso tem sido estudado e demonstrado por meio de vários instrumentos, como acelerômetro para contagem diária de passos,[248, 249] medida de gasto diário de energia e tempo em atividades de moderada intensidade[250] e/ou comportamento sedentário.[251] Essa redução de atividade se correlaciona com a sensação de fadiga autorreportada[252] e com capacidade funcional medida por TC6 ou teste de sentar e levantar em um minuto.[253]

A fadiga é um sintoma prevalente nos pacientes com HAP: mais de 90% deles relatam fadiga como sintoma, juntamente com outros como dispneia e desconforto torácico aos esforços.[254] Geralmente, a fadiga é definida como uma intensa e permanente (ou mantida por períodos de tempo) sensação de exaustão, debilitante, que reduz a capacidade funcional do indivíduo de realizar suas tarefas diárias, de trabalhar adequadamente, ou de praticar atividades físicas.[255] Trata-se de um fenômeno multidimensional, que inclui aspectos físicos, afetivos e cognitivos.[256, 257] Fisicamente, os pacientes sentem não ter energia para fazer atividades. Do ponto de vista cognitivo, as pessoas relatam não ter vontade ou motivação para realizar atividades. Um estudo recente com pacientes com HAP avaliou cinco dimensões da fadiga, por meio de um "inventário multidimensional de fadiga": fadiga geral, fadiga física, redução de atividade, redução de motivação e fadiga mental.[258] Os autores encontraram alta prevalência de fadiga intensa ou muito intensa em cada uma das dimensões: geral (60%), física (55,8%), redução da atividade (41,7%), redução da motivação (32,5%) e fadiga mental (27,5%). Achado adicional foi que pessoas com IMC mais elevado apresentaram escores mais altos de fadiga.

A sensação de fadiga está associada à redução do nível de atividade física, e pode-se especular que funcione como um fator que contribui para tal redução. Em resultados anteriormente discutidos, foi evidenciada correlação inversa entre falta de energia e nível de atividade física diária medida por acelerômetro (passos diários e tempo de atividade).[259] Outros autores corroboram essa associação, pela evidência de que baixos níveis autorrelatados de energia se correlacionam com menor atividade física diária em pacientes com HAP.[260, 261]

A falta de energia foi uma das barreiras mais relatadas pelos pacientes avaliados, e a falta de vontade pode estar relacionada à falta de interesse descrita por Cascino e colaboradores.[262] Esses autores investigaram barreiras para a prática de atividade física em pacientes com HAP ou HPTEC, avaliando também o número de passos por dia por meio de acelerômetro. Com achados semelhantes aos aqui descritos, Cascino e colaboradores encontraram como barreiras mais significativas falta de autodisciplina, falta de energia e falta de interesse em praticar exercícios. Adicionalmente, os autores evidenciaram que falta de interesse, falta de prazer e falta de habilidade para a prática de exercícios estiveram associadas à diminuição na contagem diária de passos, achado também observado no estudo de Lima.[263]

Além das associações entre falta de energia e falta de vontade com nível de atividade física, houve correlação entre falta de vontade e a distância caminhada no TC6 (Tabela 2.11). Lima identificou associação entre falta de energia e de estrutura e a distância caminhada, e entre falta de vontade e índice Borg no sexto minuto. Além disso, a autora observou associação entre outras barreiras (influência social, falta de energia, falta de vontade e falta de habilidade) e o número de repetições no TSL-1, outro exame de avaliação de capacidade funcional.[264]

Além de existir uma tendência (inercial, cultural e social) atual à vida sedentária, pessoas que sentem cansaço ou dispneia aos esforços ficam mais propensas a assumir um comportamento menos ativo, o que por si tem consequências no desempenho em atividades físicas. Para além do distúrbio hemodinâmico, pessoas com dispneia podem ter outros motivos para não praticar exercícios, como medo de eventos adversos, insegurança para a prática e dúvida quanto à necessidade ou à eficácia, além da própria sensação de fadiga e da falta de disposição. Esses são aspectos bastante subjetivos e pouco explorados nos pacientes com HAP.

Como toda doença crônica, o paciente aprende a conviver com os sintomas e limitações, por meio da percepção de que os dias diferem uns dos outros, muitas vezes por razões que lhe escapam. Em um interessante estudo publicado recentemente,[265] foram coletados dados mistos, quantitativos e qualitativos, para tentar identificar padrões de comportamento, sensações dos pacientes em relação à prática de exercícios, barreiras e facilitadores para tal, conforme a visão dos indivíduos. Medo, frustração e incerteza, tanto sobre os benefícios do exercício quanto sobre a *expertise* da equipe que o acompanhava, foram fatores bastante presentes, apresentando-se como barreiras à prática de exercícios. Ainda nesse estudo, pacientes consideraram que mais educação sobre a doença, acesso a programas estruturados e supervisionados para a prática de exercícios e apoio psicológico poderiam ajudar a aumentar suas atividades ou, ao menos, a predisposição a fazê-las.

Um segundo ponto importante dos achados aqui descritos são as correlações entre várias barreiras para prática de exercício físico, com vários aspectos (domínios) da qualidade de vida, sobretudo vitalidade, aspectos sociais, emocionais, saúde mental (Tabela 2.12). Pacientes com HAP e HPTEC têm qualidade de vida reduzida,[266, 267] e isso se deve a diversos aspectos dessa complexa condição: sua cronicidade, a limitação imposta pela doença, o impacto da doença em sua vida social, laboral, em seu nível social; as incertezas quanto ao prognóstico, as dificuldades de acesso a medicações, a centros especializados, e até mesmo o tempo longo para o diagnóstico: são inúmeros os fatores que impactam na vida e na qualidade de vida desses pacientes.

Dando prosseguimento à análise de como as barreiras à prática de exercícios se correlacionam com a qualidade de vida, destacou-se novamente a fadiga –

termo abrangente que inclui dimensões físicas, cognitivas e emocionais. Nos pacientes aqui avaliados, falta de energia e falta de vontade tiveram correlação com diversos domínios do SF-36, com subescalas tanto do componente emocional (vitalidade, aspectos emocionais) quanto do componente físico (estado geral de saúde, capacidade funcional e aspectos físicos) (Tabela 2.12). Na regressão logística multivariada, o domínio vitalidade foi o que manteve associação com ambas as barreiras. Esses resultados apoiam a necessidade de abordarmos os sintomas de maneira mais qualitativa no dia a dia do cuidado dos pacientes com HAP. Nessa mesma linha, Matura e colaboradores encontraram que os sintomas frequentemente observados em pacientes com HAP (dispneia ao exercício, fadiga e dificuldades no sono) são os que mais interferem na sua qualidade de vida.[268]

A fim de tentar entender o impacto da HP em pacientes e cuidadores para além dos sintomas e limitações clínicas, foi realizado um estudo transversal descritivo no Reino Unido, no qual se avaliaram quatro tópicos principais: o tempo para o diagnóstico, a qualidade de vida, o impacto financeiro na vida do indivíduo e o tratamento especializado.[269] O questionário principal foi respondido por 567 pessoas, e a avaliação sobre impacto financeiro por 171. Dos pacientes avaliados, 60% tiveram um grande impacto na sua qualidade de vida pela doença, e 45% relataram que o tratamento e o manejo terapêutico da HP melhoraram "bastante" sua qualidade de vida. A maioria dos entrevistados referia boas experiências com o centro de especialistas, e 92% disseram preferir ter de viajar ao centro de referência a ser atendido por médicos generalistas em sua própria região. Enfatizo que esses dados são referentes ao Reino Unido, onde o tratamento e o acesso ao médico generalista são universalizados e gratuitos.

Nesse mesmo estudo, pacientes que trabalhavam em tempo parcial ou integral relataram um grande impacto financeiro, e 13% e 33%, respectivamente, apresentaram redução no seu ganho mensal.[270] Até onde pude investigar, não temos dados sobre o impacto financeiro em pacientes brasileiros. Na realidade, a falta de um registro nacional de pacientes com HP, e de apoio dos órgãos nacionais de saúde de forma mais ampla, dificulta muito a obtenção de dados mais consistentes, sobretudo em um país de tão grande extensão e tão imensa desigualdade social e de acesso à saúde como o nosso.

O estudo de Armstrong e colaboradores[271] mostrou ainda que o tempo entre os primeiros sintomas e o diagnóstico persiste maior que um ano para quase metade dos pacientes que responderam à pesquisa, e 40% dos indivíduos consultaram quatro ou mais médicos antes do diagnóstico. Esses dados são semelhantes aos aqui apresentados previamente,[272] bem como aos de outros centros, inclusive europeus.[273, 274, 275] São informações que reafirmam que o grande desenvolvimento na área farmacológica, de diagnóstico e de seguimento dos pacientes, na maior parte das vezes, não se traduz em benefício imediato para os pacientes, seja por dificuldades de acesso aos centros especializados e às medicações, seja pela falta de apoio social (do sistema de saúde e assistência social), seja, ainda, pelos baixos índices de suspeição diagnóstica dos médicos generalistas.

Somente tomando conhecimento das demandas diretas dos pacientes, do que eles identificam como barreiras ou facilitadores para seu tratamento e sua vida, podem-se construir estratégias de abordagem mais abrangentes para esses indivíduos.

Notas

[1] Sun *et al.*, 2001, pp. 429-435.
[2] Galambos *et al.*, 2016, pp. 574-576.
[3] Rich *et al.*, 1987, pp. 216-223.
[4] Badesch *et al.*, 2010, pp. 376-387.
[5] Hoeper *et al.*, 2020, pp. 1.435-1.444.
[6] Meyer *et al.*, 2002, pp. 473-476.
[7] Laveneziana *et al.*, 2013, pp. 578-587.
[8] Meyer *et al.*, 2002, pp. 473-476.
[9] Richter *et al.*, 2012, pp. 308-313.
[10] Laveneziana *et al.*, 2013, pp. 578-587.
[11] Almeida, 2017, pp. 1-70.
[12] *Ibidem*.
[13] de Almeida *et al.*, 2021, pp. 505-510.
[14] Ribeiro *et al.*, 2012, pp. 509-517.
[15] Veronez *et al.*, 2010, pp. 263-268.
[16] *Ibidem*.
[17] Moreira *et al.*, 2008, pp. 328-332.
[18] Moreira *et al.*, 2009, pp. 9-12.
[19] Veronez *et al.*, 2010, pp. 263-268.
[20] Ribeiro *et al.*, 2012, pp. 509-517.
[21] Veronez *et al.*, 2014, pp. 983-989.
[22] da Silva *et al.*, 2016, pp. 503-513.
[23] Modena *et al.*, 2019, pp. 177-183.
[24] de Almeida *et al.*, 2021, pp. 505-510.
[25] Os testes foram realizados pelo fisioterapeuta Marcos Mello Moreira.
[26] de Almeida *et al.*, 2021, pp. 505-510.

[27] Naeije, 2014, pp. 16-17.
[28] Hoeper *et al.*, 2007, pp. 944-950.
[29] Richter *et al.*, 2012, pp. 308-313.
[30] Naeije; Richter & Rubin, 2022, pp. 1-20.
[31] Hoeper *et al.*, 2007, pp. 944-950.
[32] Dantzker & Bower, 1979, pp. 1.050-1.055.
[33] Melot *et al.*, 1983, pp. 203-207.
[34] Dantzker *et al.*, 1984, pp. 412-416.
[35] Melot & Naeije, 2011, pp. 593-619
[36] *Ibidem.*
[37] Naeije, 2014, pp. 16-17.
[38] Naeije & Faoro, 2018, pp. 1-3.
[39] Farina *et al.*, 2018, pp. 178-182.
[40] Naeije; Richter & Rubin, 2022, pp. 1-20.
[41] Dempsey & Smith, 2014, pp. 495-512.
[42] Theodore *et al.*, 1986, pp. 39-44.
[43] Tello *et al.*, 2019b, pp. 1-12.
[44] Velez-Roa *et al.*, 2004, pp. 1.308-1.312.
[45] Ciarka *et al.*, 2010, pp. 1.269-1.275.
[46] Mansoor; Hyde & Schelegie, 1997, pp. 441-457.
[47] T. P. Olson *et al.*, 2007, pp. 104 e 101-107.
[48] L. J. Olson *et al.*, 2008, pp. 474-481.
[49] de Almeida *et al.*, 2021, pp. 505-510.
[50] Balke & Ware, 1959, pp. 675-688.
[51] Huntsman *et al.*, 1983, pp. 593-602.
[52] Porter *et al.*, 2015, pp. 40-56.
[53] Equipamento utilizado: ecocardiograma da marca Toshiba-XARIO, sonda PST 30BT – 30MHz, com *software* Eco Estresse e bicicleta horizontal da marca Movment 4000. Os testes foram realizados pelo cardiologista José Roberto Matos.
[54] Chaouat *et al.*, 2014, pp. 704-713.
[55] Grunig *et al.*, 2009, pp. 1.747-1.757.
[56] O nível de significância considerado foi de 5%.
[57] Meyer *et al.*, 2002, pp. 473-476.
[58] Laveneziana *et al.*, 2013, pp. 578-587.
[59] Richter *et al.*, 2014, pp. 24-30.
[60] Meyer *et al.*, 2002, pp. 473-476.
[61] Richter *et al.*, 2014, pp. 24-30.
[62] *Ibidem.*
[63] Farina *et al.*, 2018, pp. 178-182.
[64] Badagliacca *et al.*, 2019, pp. 306-314.
[65] Boucly *et al.*, 2020, pp. 1-15.
[66] Guenette *et al.*, 2013, ID 956081.
[67] Laveneziana *et al.*, 2013, pp. 578-587.
[68] O'Donnell; Revill & Webb, 2001, pp. 770-777.
[69] Estudo em andamento, doutoranda T. A. Kiyota, projeto intitulado "Comparação na adaptação do ventrículo direito entre pacientes com hipertensão arterial pulmonar (HAP) idiopática e associada à esclerose sistêmica: dados laboratoriais, e variáveis ecocardiográficas, obtidas por meio de ressonância magnética cardíaca e teste de exercício cardiopulmonar". Aprovação no CEP da instituição CAAE 80594617. 0.0000.5404.
[70] Dados não publicados.
[71] Richter *et al.*, 2012, pp. 308-313.
[72] Laveneziana *et al.*, 2013, pp. 578-587.
[73] Richter *et al.*, 2014, pp. 24-30.

74 Guenette; Webb & O'Donnell, 2012, pp. 322-329.
75 Fernandez-Bonetti *et al.*, 1983, pp. 732-738.
76 Meyer *et al.*, 2002, pp. 473-476.
77 Achouh *et al.*, 2008, pp. 513-516.
78 Fernandez-Bonetti *et al.*, 1983, pp. 732-738.
79 Meyer *et al.*, 2002, pp. 473-476.
80 Chazova *et al.*, 1995, pp. 389-397.
81 Tuder, 2017, pp. 643-649.
82 Pugliese *et al.*, 2015, pp. L229-252.
83 Stenmark; Tuder & El Kasmi, 2015, pp. 1.164-1.172.
84 Majka *et al.*, 2008, pp. L1028-1039.
85 Stacher *et al.*, 2012, pp. 261-272.
86 Laveneziana *et al.*, 2015, pp. 1.495-1.498.
87 Meyer *et al.*, 2005, pp. 125-130.
88 Kabitz *et al.*, 2008, pp. 165-171.
89 Laveneziana *et al.*, 2013, pp. 578-587.
90 Naeije, 2014, pp. 16-17.
91 Richter *et al.*, 2014, pp. 24-30.
92 Meyer *et al.*, 2002, pp. 473-476.
93 Dubois; Botelho & Comroe Jr., 1956, pp. 327-335.
94 *Ibidem*.
95 Smith; Reinhold & Goldman, 2005, pp. 72-105.
96 Bickel *et al.*, 2014, pp. 841-847.
97 Crisafulli *et al.*, 2017, pp. 32-41.
98 Bickel *et al.*, 2014, pp. 841-847.
99 Assumpção *et al.*, 2018, pp. 419-424.
100 Oscilômetro de Impulso da marca Master Screen IOS (Erich Jaeger, Germany®), pertencente ao laboratório Lafip-Ciped (Centro de Investigação em Pediatria) localizado na Unicamp. Testes realizados pela fisioterapeuta Helena Pompeo Villas Boas.
101 Assumpção *et al.*, 2018, pp. 419-424.
102 Desai & Joshi, 2019, pp. 235-238.
103 Linares; Concha & Meter, 2002, pp. 90-98.
104 Bickel *et al.*, 2014, pp. 841-847.
105 Komarow *et al.*, 2011, pp. 191-199.
106 Linares; Concha & Meter, 2002, pp. 90-98.
107 Komarow *et al.*, 2011, pp. 191-199.
108 Villas Bôas; Pereira & Paschoal, 2022a, p. 1.902.
109 Villas Bôas, 2022b, pp. 1-44.
110 Trinkmann *et al.*, 2018, pp. 1-12.
111 Galie *et al.*, 2015a, pp. 903-975.
112 Matura; McDonough & Carroll, 2012, pp. 51-61.
113 Mainguy *et al.*, 2011, ID e27993.
114 Pugh *et al.*, 2012, pp. 1.391-1.398.
115 Ulrich *et al.*, 2013, pp. 45-51.
116 Matura; McDonough & Carroll, 2016b, pp. 25-32.
117 Ulrich, 2013, pp. 45-51.
118 Mainguy, 2011, ID e27993.
119 Ulrich *et al.*, 2013, pp. 45-51.
120 Sehgal *et al.*, 2019, pp. 501-508.
121 Ulrich *et al.*, 2013, pp. 45-51.
122 Lima, 2019, pp. 1-83.
123 Nakazato *et al.*, 2021, pp. 1-9.
124 Pereira *et al.*, 2022, pp. 1-3.

[125] Caspersen; Powell & Christenson, 1985, pp. 126-131.
[126] Van Remoortel et al., 2012, pp. 1-23.
[127] Dhillon et al., 2015, pp. 2.079-2.088.
[128] Nakazato et al., 2021, pp. 1-9.
[129] Questionário de Manchester sobre as Atividades Respiratórias da Vida Diária, Anexo 1 deste livro.
[130] Questionário de qualidade de vida SF-36, Anexo 2 deste livro.
[131] Avaliação do nível de ansiedade e depressão, Anexto 3 deste livro.
[132] Junkes-Cunha et al., 2016, pp. 15-21.
[133] Bohannon & Crouch, 2019, pp. 2-8.
[134] Foto modificada de L. N. G. Lima (pesquisadora), com sua autorização.
[135] Lima, 2019.
[136] Tudor-Locke et al., 2011, pp. 1-17.
[137] *Ibidem.*
[138] Mainguy et al., 2011, ID e27993.
[139] Sehgal et al., 2019, pp. 501-508.
[140] Saxer et al., 2019, pp. 617-625.
[141] Mainguy et al., 2011, ID e27993.
[142] Matura et al., 2016a, pp. 46-56.
[143] Saglam et al., 2015, pp. 1.309-1.312.
[144] Saxer et al., 2019, pp. 617-625.
[145] Alves Jr. et al., 2015, pp. 495-501.
[146] Torres et al., 2015, pp. 387-393.
[147] Badesch et al., 2010, pp. 376-387.
[148] Humbert et al., 2006, pp. 1.023-1.030.
[149] Gurses et al., 2018, ID e9489, pp.1-5.
[150] Ozcan Kahraman et al., 2020, pp. 159-163.
[151] As variáveis numéricas foram transformadas em postos (*ranks*) devido à ausência de distribuição normal. O nível de significância adotado para os testes estatísticos foi 5%. O programa computacional utilizado foi o SAS System for Windows (Statistical Analysis System), versão 9.4. SAS Institute Inc, 2002-2012, Cary, NC, USA.
[152] Mainguy et al., 2011, ID e27993.
[153] Pugh et al., 2012, pp. 1.391-1.398.
[154] Saxer et al., 2019, pp. 617-625.
[155] Sehgal et al., 2019, pp. 501-508.
[156] Saxer et al., 2019, pp. 617-625.
[157] Zijlstra et al., 2017, pp. 220-227.
[158] Pereira et al., 2022, pp. 1-3.
[159] Bohannon & Crouch, 2019, pp. 2-8.
[160] Csuka & McCarty, 1985, pp. 77-81.
[161] Gruet et al., 2016, pp. 1.620-1.628.
[162] Crook et al., 2017, pp. 1-11.
[163] Briand et al., 2018, pp. 1-10.
[164] Reychler et al., 2018, pp. 1.247-1.256.
[165] Bohannon & Crouch, 2019, pp. 2-8.
[166] Crook et al., 2017, pp. 1-11.
[167] Vaidya; Chambellan & De Bisschop, 2017, pp. 70-77.
[168] Gruet et al., 2016, pp. 1.620-1.628.
[169] Ozcan Kahraman et al., 2020, pp. 159-163.
[170] Nakazato et al., 2021, pp.1-9.
[171] Pereira et al., 2022, pp. 1-3.
[172] *Ibidem.*
[173] Ozalevli et al., 2007, pp. 286-293.
[174] Zanini et al., 2015, pp. 2.423-2.430.

[175] Vaidya; Chambellan & De Bisschop, 2017, pp. 70-77.
[176] Ozcan Kahraman et al., 2020, pp. 159-163.
[177] Crook et al., 2017, pp. 1-11.
[178] Briand et al., 2018, pp. 1-10.
[179] Ozcan Kahraman et al., 2020, pp. 159-163.
[180] Ozalevli et al., 2007, pp. 286-293.
[181] Rausch-Osthoff et al., 2014, pp. 1-7
[182] Zanini et al., 2015, pp. 2.423-2.430.
[183] Gruet et al., 2016, pp. 1.620-1.628.
[184] Marra et al., 2015, pp. 131-139.
[185] Bui et al., 2019, pp. 367-383.
[186] Pereira et al., 2004, pp. 796-798.
[187] Saglam et al., 2015, pp. 1.309-1.312.
[188] Ciconelli et al., 1999, pp. 143-150.
[189] Harzheim et al., 2013, pp. 1-10.
[190] Fernandes et al., 2014, pp. 1-6.
[191] Vanhoof et al., 2014, pp. 800-808.
[192] Mathai et al., 2016, pp. 31-39.
[193] Matura; McDonough & Carroll, 2016b, pp. 25-32.
[194] Pfeuffer et al., 2017, pp. 759-768.
[195] Halimi et al., 2018, pp. 45-51.
[196] Botega et al., 1995, pp. 355-363.
[197] Olsson et al., 2021, pp. 1-9.
[198] Somaini et al., 2016, pp. 359-366.
[199] Olsson et al., 2021, pp. 1-9.
[200] Badesch et al., 2010, pp. 376-387.
[201] Olsson et al., 2021, pp. 1-9.
[202] Bussotti & Sommaruga, 2018, pp. 349-360.
[203] Somaini et al., 2016, pp. 359-366.
[204] Pfeuffer, 2017, pp. 759-768.
[205] Somaini et al., 2016, pp. 359-366.
[206] Pfeuffer, 2017, pp. 759-768.
[207] Lowe et al., 2004, pp. 831-836.
[208] Harzheim et al., 2013, pp. 1-10.
[209] Vanhoof et al., 2014, pp. 800-808.
[210] Somaini et al., 2016, pp. 359-366.
[211] Pfeuffer, 2017, pp. 759-768.
[212] Halimi et al., 2018, pp. 45-51.
[213] Olsson et al., 2021, pp. 1-9.
[214] McCollister et al., 2010, pp. 339-339.
[215] Ludwig et al., 2018, pp. 1-9.
[216] Barriga; Rodrigues & Barbara, 2014, pp. 131-137.
[217] Shafazand et al., 2004, pp. 1.452-1.459.
[218] Pfeuffer et al., 2017, pp. 759-768.
[219] Halimi et al., 2018, pp. 45-51.
[220] Fernandes et al., 2014, pp. 1-6.
[221] Harzheim et al., 2013, pp. 1-10.
[222] Fernandes et al., 2014, pp. 1-6.
[223] Mathai et al., 2016, pp. 31-39.
[224] Matura; McDonough & Carroll, 2016b, pp. 25-32.
[225] Pfeuffer et al., 2017, pp. 759-768.
[226] Halimi et al., 2018, pp. 45-51.
[227] Mathai et al., 2016, pp. 31-39.

[228] Matura; McDonough & Carroll, 2016b, pp. 25-32.
[229] Matura; McDonough & Carroll 2016c, pp. 214-221.
[230] Okumus *et al.*, 2018, pp. 119-125.
[231] Torres *et al.*, 2015, pp. 387-393.
[232] Fernandes *et al.*, 2014, pp. 1-6.
[233] McKenna *et al.*, 2006, pp. 103-115.
[234] Correa *et al.*, 2020, pp. 1-8.
[235] L. N. G. Lima; projeto de doutorado intitulado "Efeitos de um programa de treinamento físico com supervisão remota em pacientes com hipertensão arterial pulmonar". Número do processo no CEP institucional: CAAE 53098821.0.0000.5404.
[236] Matura *et al.*, 2016a, pp. 46-56.
[237] Nakazato *et al.*, 2021, pp. 1-9.
[238] Chia *et al.*, 2020, pp. 1-10.
[239] Cascino *et al.*, 2020, pp. 1-9.
[240] Galie *et al.*, 2015a, pp. 903-975.
[241] Dados provenientes de dissertação de mestrado de L. N. G. Lima e de um projeto de iniciação científica de V. Veronez, intitulado "Comparação na qualidade de vida e nível de atividade física entre pacientes com hipertensão arterial pulmonar e hipertensão pulmonar tromboembólica crônica".
[242] Amorim, 2014.
[243] Utilizado coeficiente de correlação de Spearman.
[244] Foram realizadas análises de regressão logística univariada e múltipla, sendo o processo de seleção de variáveis o *stepwise*. O nível de significância adotado para as análises foi 5%.
[245] Iwama *et al.*, 2009, pp. 1.080-1.085.
[246] Britto *et al.*, 2013, pp. 556-563.
[247] Matura *et al.*, 2016a, pp. 46-56.
[248] Mainguy *et al.*, 2011, pp. 1-6.
[249] Nakazato *et al.*, 2021, pp. 1-9.
[250] Mainguy *et al.*, 2011, pp. 1-6.
[251] Pugh *et al.*, 2012, pp. 1.391-1.398.
[252] Matura *et al.*, 2016a, pp. 46-56.
[253] Nakazato, 2021, pp. 1-9.
[254] Matura; McDonough & Carroll, 2012, pp. 51-61.
[255] Matura *et al.*, 2016a, pp. 46-56.
[256] Smets *et al.*, 1995, pp. 315-325.
[257] Matura *et al.*, 2016a, pp. 46-56.
[258] Tartavoulle *et al.*, 2018, pp. 1-9.
[259] Nakazato *et al.*, 2021, pp. 1-9.
[260] Matura *et al.*, 2016a, pp. 46-56.
[261] Matura; McDonough & Carroll, 2016b, pp. 25-32.
[262] Cascino *et al.*, 2020, pp. 1-9.
[263] Lima, 2019, pp. 1-83.
[264] *Ibidem*.
[265] Chia *et al.*, 2020, pp. 1-10.
[266] Matura; McDonough & Carroll, 2016b, pp. 25-32.
[267] Nakazato *et al.*, 2021, pp. 1-9.
[268] Matura; McDonough & Carroll, 2016b, pp. 25-32.
[269] Armstrong *et al.*, 2019, pp. 1-9.
[270] *Ibidem*.
[271] *Ibidem*.
[272] Pereira & Whitaker, 2018, p. 115.
[273] Humbert *et al.*, 2006, pp. 1.023-1.030.
[274] Wilkens *et al.*, 2010, pp. 902-910.
[275] Strange, 2013, pp. 89-94.

APÊNDICE
DA ASSISTÊNCIA AOS PACIENTES
À CRIAÇÃO DE UMA LINHA DE PESQUISA

O conhecimento sobre a circulação pulmonar e as alterações fisiopatológicas que podem levar a um regime de hipertensão pulmonar foi, como descrito na primeira parte deste livro, se acumulando ao longo do século passado, sobretudo a partir da década de 1940. No Brasil, o professor Mário Rigatto foi pioneiro no estudo da circulação pulmonar, tendo publicado, em 1973, o primeiro livro dedicado ao assunto.[1] Nessa obra, ele compila os conhecimentos disponíveis até aquele momento sobre aspectos da anatomia, da fisiologia, das características hemodinâmicas da "pequena circulação" – como então era chamada –, e discorre sobre a fisiopatologia da hipertensão pulmonar. Esse livro, por sua importância histórica e sua escrita clara e fundamentada, é leitura obrigatória para os aficionados no tema.

Até a década de 1990, a hipertensão pulmonar era pouco estudada na área de pneumologia, sendo abordada de forma superficial pelos especialistas. Isso se devia não apenas ao fato de o conhecimento não estar sistematizado, mas também à escassez – ou até ausência – de alternativas terapêuticas para essa doença.

Ao término de minha residência médica, em 1990, tive oportunidade de diagnosticar e acompanhar uns poucos pacientes com hipertensão pulmonar, e a condição parecia extremamente rara e misteriosa. Paulatinamente, e concomitantemente ao aumento da pesquisa no tema e ao desenvolvimento de novos fármacos com efeito vasodilatador e antirremodelamento vascular, o conhecimento foi se difundindo nas escolas médicas do país. Mais de uma década se passou para que, no Hospital de Clínicas (HC) da Unicamp, se impusesse a necessidade de organizar o atendimento dos pacientes com HP, a fim de proporcionar um cuidado mais especializado e abrangente a essa população. Passo aqui a descrever esse processo e como ele culminou na implementação de uma linha de investigação científica.

Ambulatório de circulação pulmonar da Unicamp

Nos anos 2004-2005, começamos a organizar o atendimento e o manejo dos pacientes com hipertensão pulmonar (HP) no HC da Unicamp, hospital de referência terciária para as regiões da Direção Regional de Saúde (DRS) VII – Campinas, DRS X – Piracicaba e DRS XIV – São João da Boa Vista. Sua capilaridade assistencial de alta complexidade é referência para o município de Campinas e para a macrorregião de 86 municípios, com cerca de 6,5 milhões de habitantes.

Naquela altura, os pacientes com hipertensão pulmonar primária (HPP) eram atendidos de forma desorganizada, até porque não eram claros os procedimentos diagnósticos necessários nem havia drogas ou tratamento específico para os casos diagnosticados. Apenas o transplante pulmonar era viável como opção terapêutica, caso o paciente tivesse condições de ser encaminhado para algum dos poucos centros transplantadores no Brasil. A partir de 2005, um protocolo de pesquisa clínica para com o medicamento bosentana foi realizado no Hospital de Clínicas de São Paulo, para o qual encaminhamos alguns pacientes.

Os cateterismos eram realizados ainda de forma incipiente; o teste com vasodilatador era feito com nitroprussiato de sódio. Algum tempo depois, passamos a utilizar adenosina, e somente em 2010 começamos a realizar o teste com óxido nítrico por via inalatória. A seguir, coloco o resumo de um paciente da época, um dos primeiros que seguimos; ele foi acompanhado pelo serviço por 13 anos. Seu diagnóstico foi realizado em 2004, e ele veio a falecer em 2017. A Figura Ap.1 mostra o relato do caso e o cateterismo realizado à época.

EP, homem, 32 anos, professor. Primeira consulta em 28 de maio de 2004. Referia hemoptise havia dias, "moderada" quantidade; tratava-se de um segundo episódio, o primeiro alguns meses antes. Negava dispneia. Referia antecedente de seu pai ser cardiopata (HP, SIC). Negava chiado, secreção, outras queixas ou outras doenças associadas. Na primeira consulta, exame normal, exceto por hiperfonese de segunda bulha em foco pulmonar. Trazia um radiograma de tórax com dilatação do tronco da artéria pulmonar, e um ecocardiograma com dilatação de câmaras direitas e pressão sistólica na artéria pulmonar estimada em 85 mmHg. Foi internado pela hemoptise, iniciada investigação diagnóstica.

APÊNDICE

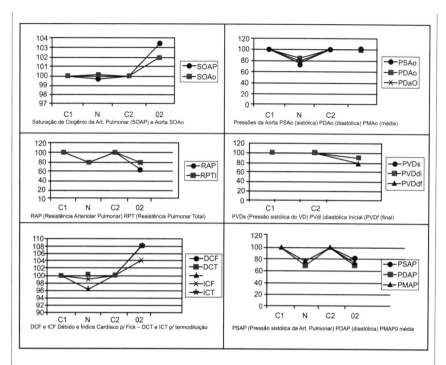

Exames laboratoriais: marcadores de doença reumatológica foram negativos, sorologia HIV, hepatite C negativo, hepatite B positivo (HbSAg+, Anti HbC+, Anti HbS -). Função hepática e renal normais e hemograma normal. Eco do serviço confirmando os achados: PSAP: 82 mmHg, PMAP 60 mmHg; diâmetro de ventrículo direito de 46 mm; fração de ejeção de ventrículo esquerdo de 70%; fração de ejeção do ventrículo direito pelo método de Simpson: 0,32. Derrame pericárdico ausente. Movimentação paradoxal do septo interventricular. Cintilografia de perfusão: ausência de tromboembolismo pulmonar. Realizado cateterismo cardíaco, que mostrou padrão de hipertensão arterial pulmonar, com queda da PMAP em 14 mmHg com nitroprussiato de sódio e com oxigênio nasal. Nessa altura, prescritos diltiazem 30 mg 8/8h, com meta de 240 mg/d, e oxigenioterapia domiciliar. O teste de caminhada da época: 525 metros, SpO2 inicial/final: 96%/83%. Frequência cardíaca inicial/final: 66/155 bpm. Espirometria normal. Em outubro de 2005 o paciente iniciou o uso de bosentana em participação em um protocolo clínico. Manteve tratamento até o óbito, em 2017, ocasião em que usava bosentana e sildenafil.

	PRÉ	NITROPRUSSIATO	Variação (% do controle)	OXIGÊNIO 3 min.	Variação (% do controle)
Saturação de Oxigênio AP	64,6	64,4	99,69	66,8	103,41
Saturação de Oxigênio AO	99	99,1	100,10	100,9	101,92
Pressão AO sistólica	116	89	76,72	118	101,72
diastólica	82	69	84,15	80	97,56
média	97	78	80,41	97	100,00
Resistência Vascular Sistêmica	2368	1945	65,70	2188	73,92
Pressão AD média	7				
Pressão VD sistólica	77			68	88,31
diastólica inicial	10			9	90,00
diastólica final	14			11	78,57

167

	PRÉ	NITROPRUSSIATO	Variação	OXIGÊNIO 3 min.	Variação
Pressão AP sistólica	77	55	71,43	64	83,12
diastólica	47	32	68,09	32	68,09
média	60	46	76,67	45	75,00
Pressão CP média	8			10	125,00
Resistência Arteriolar Pulmonar	1365	1041	76,27	851	62,34
Resistência Pulmonar Total	1575	1232	78,22	1215	77,14
DC termodiluição	3046	2920	95,86	3290	108,01
IC termodiluição	1603	1540	96,07	1730	107,92
DC Fick	3054	3039	99,51	3196	104,65
IC Fick	1607	1599	99,50	1682	104,67

Figura Ap.1: Cateterismo direito de paciente diagnosticado em 2004.

Fonte: Elaboração própria da autora.

Em 2009, houve o primeiro Encontro dos Centros de Referência em Hipertensão Arterial Pulmonar. Já naquele momento, tínhamos a infraestrutura necessária para um centro de referência, ao menos como se entendia à época: (1) presença e proximidade entre as especialidades envolvidas no cuidado diagnóstico e manejo terapêutico desses pacientes (pneumologia, cardiologia, reumatologia); (2) infraestrutura para exames complementares necessários ao diagnóstico (serviço de hemodinâmica, medicina nuclear, imagem, patologia clínica); (3) possibilidade de dispensação de drogas na farmácia do próprio hospital, de acordo com as normas da Secretaria Estadual de Saúde. À época, 118 pacientes eram seguidos no ambulatório, sendo a maioria do grupo I (HAP) (Figura Ap.2).

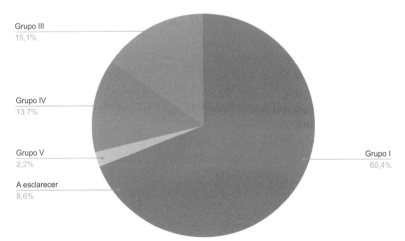

Figura Ap.2: Distribuição dos pacientes acompanhados no ambulatório de circulação pulmonar do HC-Unicamp (2009).

Fonte: Elaboração própria da autora.

Entre os 84 pacientes do grupo I, 21 tinham diagnóstico de HAP idiopática, sendo uma hereditária e uma secundária a anorexígenos; em 21 pacientes, o diagnóstico era decorrente de cardiopatia congênita, e 34 estavam diagnosticados como HAP associada a doenças do colágeno (Figura Ap.3). Chama atenção o número significativo de pacientes com HP e doenças do colágeno, refletindo a proximidade entre as especialidades de pneumologia e reumatologia.

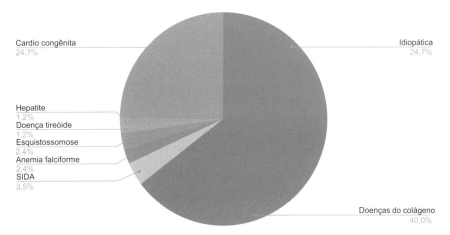

Figura Ap.3: Distribuição dos pacientes com HAP (grupo I), por subgrupo, no ambulatório de circulação pulmonar do HC-Unicamp (2009).

Fonte: Elaboração própria da autora.

Excluindo os 21 pacientes com cardiopatia congênita, podem-se ver a seguir as características dos 63 pacientes do grupo 1 (Quadro Ap.1). Não dispúnhamos então de um serviço de hemodinâmica afluente, de modo que apenas 24 desses pacientes tinham resultados de cateterismo cardíaco. O teste de vasorreatividade era realizado ora com adenosina, ora com nitroprussiato de sódio. O serviço de hemodinâmica, sob a supervisão da cardiologia, ainda não incorporava a HP como uma demanda prioritária.

Ao longo destes mais de 15 anos, o centro se estruturou e se qualificou tanto em relação aos recursos humanos quanto em relação ao parque de equipamentos necessários para o diagnóstico e o acompanhamento dos pacientes com HP. O serviço de hemodinâmica passou a realizar exames hemodinâmicos invasivos rotineiramente, e o teste de vasorreatividade passou a ser feito com óxido nítrico. Outros exames de imagem (medicina nuclear e radiologia) foram incorporados ao atendimento desses doentes, bem como biomarcadores cardíacos e exames para avaliação da capacidade funcional.

Quadro Ap.1: Características clínicas dos pacientes com HAP (2009).

Pacientes grupo 1 (n = 63)		
Idade (anos)	49 ± 14*	
Mulheres (n %)	51 (81%)	
Classe funcional (NYHA) (n %)	I	7 (11%)
	II	32 (51%)
	III	18 (29%)
	IV	6 (9%)

* Dados expressos em média ± desvio-padrão.
Fonte: Banco de dados da autora.

Nesse ínterim, destaco a produção de um estudo observacional de coorte retrospectivo realizado no centro entre 2016 e 2017. Seus objetivos foram: (1) traçar o perfil clínico e hemodinâmico dos pacientes com HAP idiopática (HAPI) acompanhados no serviço; (2) identificar o tempo entre o início dos sintomas e o diagnóstico definitivo de HAPI; e (3) identificar associações entre as variáveis coletadas no primeiro atendimento com a presença de deterioração clínica após dois anos. Para os efeitos desse trabalho, foi considerada deterioração clínica a presença de algum dos seguintes eventos: óbito durante o seguimento, aumento da classe funcional para III ou IV, acréscimo de outra medicação para tratamento específico de HAPI (sildenafil, bosentana e ambrisentana).

A partir do banco de dados da autora, e por meio de revisão de prontuários, foram recrutados todos os pacientes com diagnóstico de HAPI em acompanhamento (atual ou pregresso) no HC-Unicamp entre o início de 2004 e o início de 2017. Os critérios de inclusão contemplavam as definições da doença naquele momento, ou seja, HAPI confirmada por cateterismo cardíaco direito que mostrasse PMAP ≥ 25 mmHg, PoCap ≤ 15 mmHg e RVP > 3 WU, além da exclusão de outras causas de hipertensão pulmonar. Dos 36 pacientes identificados, 7 foram excluídos do estudo por falta de informações no prontuário, perda de seguimento no ambulatório ou porque foram classificados em outra categoria de hipertensão pulmonar. Portanto, foram incluídos nessa análise 29 pacientes com HAPI. Esses resultados foram apresentados no sexto Simpósio Mundial de Hipertensão Pulmonar.[2]

As características clínicas, funcionais (TC6) e hemodinâmicas desses pacientes na sua primeira avaliação podem ser observadas a seguir (Tabela Ap.1).

Nesse levantamento, pode ser observado que o perfil clínico do paciente com HAPI em seu primeiro atendimento no HC da Unicamp era semelhante ao descrito na literatura. A idade média de 38,3 anos era semelhante à descrita em um centro de referência brasileiro[3] e em alguns outros registros,[4, 5] mas diferia das idades médias relatadas nos registros britânico,[6] francês[7] e americano.[8] A distribuição por faixa etária pode ser visualizada na Figura Ap.4. Havia predominância de mulheres (89,6%), estabelecendo uma taxa de 8,7 mulheres para cada homem, superior à taxa do outro centro brasileiro (3,3/1, 76,5% de mulheres).[9] É de destacar que a predominância de mulheres varia entre os diversos registros realizados[10] e parece não estar presente ao considerar apenas pacientes mais idosos.[11]

Nesse levantamento, o tempo médio entre o início dos sintomas e o diagnóstico de HAPI foi de 20,5 meses, com mediana de 16 meses. Em um estudo brasileiro de 2006 em dois centros de referência,[12] a mediana do tempo até o diagnóstico foi de 18 meses. Apesar dos avanços para diagnóstico e tratamento, a demora para o diagnóstico ainda é um desafio que persiste em diversos países, como França[13] e Alemanha[14] (com média de 27 meses), Austrália (47 meses)[15] e Estados Unidos (média de 35 meses).[16] Dados recentes mostram que o intervalo de tempo entre os primeiros sintomas e o diagnóstico persiste maior que um ano para uma parcela significativa dos pacientes no Reino Unido, e que 40% das pessoas consultam quatro ou mais médicos antes da confirmação diagnóstica.[17] Tal atraso para o diagnóstico reflete vários fatores, como dificuldades no acesso aos cuidados de saúde, baixa suspeição para o diagnóstico e a própria baixa especificidade dos sintomas.[18, 19] O paciente com HAPI em geral passa por diversos médicos até que seu diagnóstico seja aventado e confirmado.

Tabela Ap.1: Características basais dos pacientes com HAPI, 2004-2017.

Pacientes com HAPI, n = 29	
Dados clínicos	
Mulheres, n (%)	26 (89,6)
Idade (anos)	38,3 ± 13,1
Etnia caucasiana, n (%)	26 (89,6)
Índice de massa corpórea (kg/m^2)	25,7 ± 4,5
Classe funcional I/II x III/IV (%)	82,7 x 17,2
Comorbidades cardiovasculares, n (%)	10 (34,5)
Tempo do início do sintoma ao diagnóstico (meses)	20,5 ± 15,8
Sintomas e sinais no exame físico	
Dispneia aos esforços/ausência de sintomas (%)	96,4/3,6
Síncope, n (%)	5 (17,2)
Dor torácica, n (%)	3 (10,3)
Hiperfonese 2ª bulha, n (%)	10 (34,5)
Sopro sistólico, n (%)	5 (17,2)
Edema membros inferiores, n (%)	3 (10,3)
Teste de caminhada de seis minutos	
Distância (m)	397,8 ± 112,6
SpO$_2$ inicial (%)	96,3 ± 2,2
SpO$_2$ final (%)	92,7 ± 4,9
ΔSpO$_2$ (%)	3,6 ± 3,9
Frequência cardíaca final (bpm)	123,2 ± 26,9
Ecocardiograma	
PSAP (mmHg)	91,9 ± 23,1
Diâmetro de ventrículo direito (mm)	39,8 ± 9,7
Fração de ejeção de VE (%)	69,5 ± 10
Derrame pericárdico, n (%)	6 (20,7)
Movimento paradoxal do septo interventricular, n (%)	18 (62,1)
Cateterismo cardíaco	
PMAP (mmHg)	55,8 ± 16
IC (mL/min/m^2)	2.368 ± 816 (mL/min/m^2)
RVP (WU)	12,6 ± 6,8
PAD (mm Hg)	10,8 ± 4,2

Dados expressos em média ± desvio-padrão, a menos que sinalizado de outra forma.
ΔSpO2 – SpO2 sexto minuto – SpO2 inicial (derivado do TC6).
Fonte: Elaboração própria da autora.

APÊNDICE

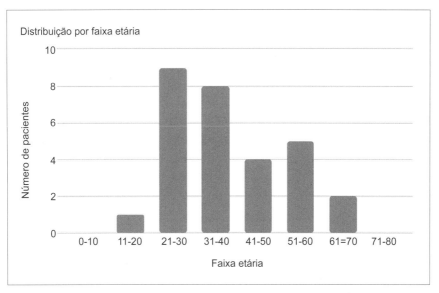

Figura Ap.4: Distribuição dos pacientes com HAPI por faixa etária (2004-2017).
Fonte: Elaboração própria da autora.

Essa demora impacta no prognóstico dos pacientes, uma vez que a doença é progressiva e deteriora ao longo do tempo. Ao diagnóstico, 72,4% dos pacientes aqui analisados estavam em CF II e 17,2% em CF III. Esses dados diferem de outros registros, que mostram um percentual maior de pacientes em CFs mais graves (III e IV) ao diagnóstico, entre 53 e 80%.[20,21,22] Essa discrepância pode ser parcialmente explicada pela natureza retrospectiva da coleta de dados e pelo fato de os dados colhidos refletirem um largo intervalo de tempo e serem provenientes dos registros de um hospital universitário, no qual os doentes não são atendidos sempre pelo mesmo profissional. Ainda que extremamente relevante e sabidamente relacionada ao prognóstico desses pacientes, a natureza subjetiva da atribuição da classe funcional carrega um grau não desprezível de incerteza. Ademais, existe grande variabilidade interobservador na identificação da classe funcional.[23]

A avaliação ecocardiográfica inicial demonstrava que os pacientes já chegavam com sinais de gravidade, com pressão sistólica na artéria pulmonar (PSAP) média de 91,9 ± 23,1 mmHg, diâmetro médio de ventrículo direito (VD) de 39,8 mm. A medida de TAPSE não era realizada rotineiramente nos exames ecocardiográficos. No cateterismo cardíaco direito (CCD) do diagnóstico, a PMAP média era de 55,8 mmHg ± 16 mmHg; a RVP, de 12,6 ± 6,8 WU; e o índice cardíaco (IC), de 2.368 ± 816 mL/min/m², sendo que 33% dos pacientes tinham IC < 2.000 mL/min/m². A PoCap não estava disponível nos laudos de boa parte dos cateterismos que conseguimos recuperar. Nossos dados hemodinâmicos assemelham-se aos de um centro brasileiro,[24] bem como aos de outros registros internacionais.[25, 26, 27] É interessante mencionar que os níveis de RVP aqui encontrados foram similares aos descritos por Alves e colaboradores,[28] mas bastante inferiores às médias de outros registros, como 22,9 ± 11,4 WU no REVEAL[29] ou a RVP 22,8 ± 10 WU no registro francês.[30]

O TC6 realizado à época do diagnóstico mostrava uma distância média percorrida de 397,8 ± 112 m, semelhante à encontrada no registro de outro centro brasileiro (398 ± 152m),[31] porém inferior à média de outro estudo nacional, no qual os pacientes andaram em média 463 ± 78m.[32] Parece pertinente salientar que essas médias são superiores a diversos outros registros, como, por exemplo, o americano,[33] com 374 ± 129m, e o francês, com 329 ± 109m.[34] Cabe ressaltar que neste último os valores representam a média de todos os pacientes com HAP, e não apenas daqueles com HAPI. O caráter retrospectivo desse estudo e a análise de pacientes prevalentes podem ter contribuído para a inclusão de pacientes com melhor estado funcional e capacidade de exercício.

O TC6 é um dos exames mais utilizados para avaliação da capacidade funcional em pacientes com hipertensão pulmonar, especialmente hipertensão arterial pulmonar. Embora a distância caminhada seja o principal desfecho do teste, tanto validada como fator prognóstico quanto utilizada nos estudos clínicos de medicações,[35] a queda da SpO_2 que pode ser observada durante o teste também tem importância prognóstica, como demonstrado por Paciocco e colaboradores.[36] Independentemente da condição patológica de base, a ocorrência de queda de SpO_2 durante o exercício é frequente,[37, 38] configurando-se como uma resposta não fisiológica ao esforço.

Na amostra aqui descrita, 27,5% dos pacientes percorreram distâncias inferiores a 332m, limite associado a pior prognóstico por Miyamoto.[39] A saturação média final do teste foi baixa, em torno de 92,7%, e houve uma queda na saturação maior que 3% em quase metade dos pacientes.

Quinze dos vinte e nove pacientes (51,7%) apresentaram piora clínica no período de dois anos de seguimento a partir do diagnóstico. Houve associação estatisticamente significativa[40] entre piora clínica e parâmetros do TC6, como redução no $\Delta SpO_2 > 3\%$ (p = 0,009) e distâncias caminhadas menores que 332m (p = 0,035) (Tabela Ap.2). Dos 15 pacientes que apresentaram piora clínica, 11 (73,3%) tiveram ΔSpO_2 maior que 3% no TC6 no momento do diagnóstico. Dos 14 pacientes que não tiveram piora clínica, apenas 1 (7,1%) deles caminhou menos que 332m; em contrapartida, dos 8 pacientes que percorreram menos de 332m, 7 (87,5%) apresentaram piora clínica.

Tabela Ap.2: Correlação dos desfechos do TC6 com evolução clínica (N = 29).

	Total	ΔSpO_2 ≤ 3%	ΔSpO_2 > 3%	p	Distância ≥ 332m	Distância < 332m	p
Sem deterioração clínica	14	11	3	< 0,001	13	1	0,035
Com deterioração clínica	5	4	11		8	7	
Total	29	15	14		21	8	

Fonte: Elaboração própria da autora.

Atualmente, contamos com 521 pacientes cadastrados no banco de dados, cuja distribuição etiológica pode ser visualizada na Figura Ap.5. Desses, 262 são do grupo 1, sendo 68 com HAPI (Figura Ap.6). Entre as doenças do colágeno encontradas em 110 pacientes, as mais frequentes são esclerose sistêmica (n = 54, 49%) e lúpus eritematoso sistêmico (n = 28, 25,5%).

Na Figura Ap.7, vemos a fotografia do antebraço de paciente com HPTEC atualmente acompanhado no ambulatório.

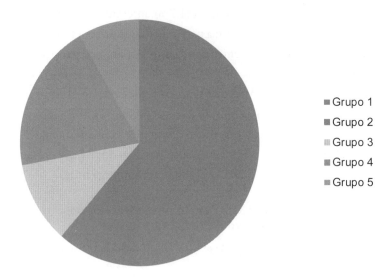

Figura Ap.5: Distribuição dos pacientes com HP por grupo (2018-2021).
Fonte: Elaboração própria da autora.

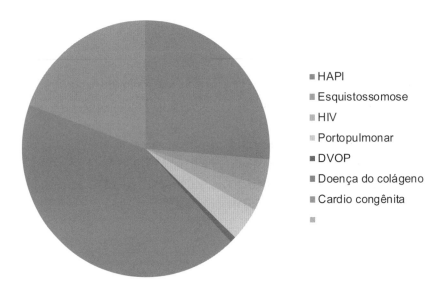

Figura Ap.6: Distribuição dos pacientes com HAP (grupo 1) por etiologia (2018-2021).
Fonte: Elaboração própria da autora.

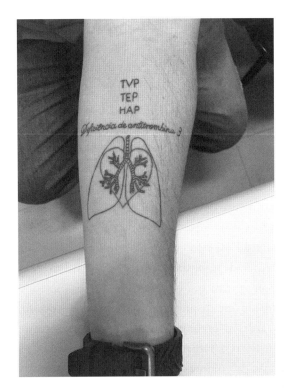

Figura Ap.7: Tatuagem em antebraço de paciente com HPTEC (acompanhado no ambulatório).
Fonte: Foto da autora (com autorização do paciente).

Da clínica à pesquisa clínica

Pessoas com doenças pulmonares e hipoxemia crônica apresentam adaptações orgânicas (sistêmicas, musculares, cardíacas), funcionais e de estilo de vida. Apresentam com frequência limitações aos esforços, e por isso tendem a realizar menos atividade física; isso gera consequências sociais, emocionais e orgânicas, muitas vezes levando ao isolamento social, à depressão e à ansiedade. Curiosamente, a hipoxemia crônica nunca foi muito valorizada como fator causal dessas múltiplas alterações que ocorrem em pacientes com insuficiência respiratória crônica. Durante o doutoramento,[41] tive a oportunidade de estudar as adaptações musculares que podem ser detectadas em pacientes hipoxêmicos crônicos.[42]

Era já conhecido o fato de que, em algumas condições respiratórias crônicas, como as obstrutivas, aquelas com acometimento do parênquima pulmonar (enfisema, fibrose pulmonar) ou da circulação pulmonar, os indivíduos podem não apresentar hipoxemia em repouso, e esta só ser revelada no exercício. Na situação de inatividade, esses pacientes lançam mão de diversos mecanismos adaptativos, como aumento da frequência respiratória, aumento do tempo expiratório, restrição de atividades que demandem maior débito cardíaco ou gasto energético.

Para detectar o que ocorre com as trocas gasosas nessas pessoas é fundamental que elas sejam expostas a uma situação que gere aumento do débito cardíaco e/ou da demanda ventilatória. A avaliação do indivíduo durante o exercício contribui para o entendimento de quais aspectos (metabólicos, ventilatórios, cardiovasculares e outros mais subjetivos) podem estar envolvidos no surgimento de dispneia, limitação aos esforços ou hipoxemia ao exercício. Além do papel diagnóstico, o padrão de respostas (ventilatórias, cardiovasculares ou metabólicas) tem papel prognóstico.[43]

Na investigação dos mecanismos de dispneia e hipoxemia em repouso, para além do teste de exercício cardíaco (ergometria convencional), o teste de exercício cardiopulmonar (ou cardiorrespiratório) incorpora à análise do ECG e da frequência cardíaca a medição do volume de ar ventilado e as respectivas frações de oxigênio e dióxido de carbono.[44, 45] Essas medidas primárias são analisadas em tempo real e integradas por meio de *softwares* que permitem obter outras variáveis de interesse clínico. Embora mais completo e rico nas informações fisiológicas que gera, o TECP requer equipamentos dispendiosos e profissionais com *expertise* para sua adequada realização e interpretação.

A capacidade funcional é um termo mais abrangente do que medidas obtidas em testes fisiológicos ou funcionais. Inicialmente sua avaliação era restrita ao contexto laboral, mas logo passou a ser realizada em cenários clínicos, uma vez que se identifica com conceitos como autonomia e independência do indivíduo. A capacidade funcional é uma dimensão importante do impacto da doença na vida do indivíduo, sendo por isso considerada como um desfecho significativo para o paciente. Ela pode ser avaliada por diversos instrumentos, desde a aplicação de questionários até alguns tipos de testes físicos, funcionais ou fisiológicos. Questionários abordando quanto "trabalho" ou quais "atividades" o indivíduo é capaz de realizar (quantos lances de escada consegue subir, ou quantas quadras consegue andar etc.) são uma forma relativamente simples de avaliar a capacidade funcional, porém podem subestimá-la ou superestimá-

-la, seja por viés de memória ou por outros fatores subjetivos do indivíduo.[46] Medidas objetivas podem trazer mais dados sobre a capacidade funcional que o autorrelato. Nesse âmbito, a integração de equipes de fisioterapeutas aos centros de referência é determinante para a melhoria do acompanhamento dos processos clínico e de pesquisa, informados por uma compreensão mais técnica das capacidades funcionais dos pacientes.

Testes de caminhada são usados desde a década de 1960, época em que o teste de 12 minutos se popularizou como uma avaliação rápida e confiável de condicionamento físico, pelo médico cardiologista Kenneth H. Cooper.[47] Uma década depois, essa técnica passou a ser aplicada em pacientes com doenças respiratórias obstrutivas e parenquimatosas, mostrando-se útil na avaliação da capacidade funcional dos indivíduos.[48] A redução do tempo de aplicação para 6 minutos não afetou sua acurácia, e, a partir dos anos 2000, o uso do teste de caminhada de 6 minutos (TC6) foi bastante difundido, sobretudo após a publicação das diretrizes da Sociedade Americana de Tórax (American Thoracic Society, ATS)[49] para padronização da realização desse teste em contextos clínicos. Conforme discussão apresentada na primeira parte deste livro, o TC6 foi escolhido entre os vários testes de campo como um dos principais desfechos para estudos clínicos em HAP por ser geralmente bem tolerado pelo paciente, de fácil aplicação e execução, por não requerer infraestrutura especial e por refletir melhor as atividades do dia a dia em relação a outros testes.[50] O ritmo do TC6 é ditado pelo paciente, o que torna menos provável que este exceda seus limites, esforçando-se além de sua resistência. Comparativamente com o teste cardiopulmonar de esforço ou com o teste incremental de caminhada (*shuttle test*), o TC6 é mais seguro para ser aplicado em pessoas com doenças pulmonares ou cardiovasculares graves. As poucas contraindicações absolutas do TC6 são histórico de angina instável e hipertensão arterial não controlada.

Entre as indicações do TC6, destaca-se seu papel como desfecho a ser avaliado antes e após tratamentos em pessoas com doenças pulmonares ou cardiovasculares graves, submetidas a tratamentos medicamentosos, programas de reabilitação pulmonar, transplantes, entre outras modalidades terapêuticas.[51,52,53] Ao longo destes últimos anos, foram determinados os valores de distância caminhada no TC6 que são clinicamente significantes para diversas doenças, como insuficiência cardíaca, doença pulmonar obstrutiva crônica, doenças intersticiais e hipertensão pulmonar.[54]

Desde os primeiros estudos clínicos para intervenções terapêuticas para HAP, desfechos substitutos para sobrevida têm sido buscados. O TC6 era o desfecho primário usado nas primeiras pesquisas com drogas específicas para HAP, e somente na última década foi substituído por desfechos compostos, que incluem uma combinação de internação hospitalar, deterioração clínica pela doença e mortalidade.[55, 56, 57, 58]

Outro papel importante do TC6 que se consolidou ao longo dos anos foi sua utilidade para predição de prognóstico e mortalidade em algumas enfermidades, como insuficiência cardíaca, doença pulmonar obstrutiva crônica e hipertensão pulmonar.[59] A variável mais validada do TC6 é a distância caminhada. Outras variáveis, entretanto, são importantes, como escores de dispneia e fadiga e o comportamento da saturação de oxigênio (SpO_2), esta última usualmente medida por meio de oxímetro de pulso. Paciocco e colaboradores demonstraram a importância da dessaturação da hemoglobina – queda da SpO_2 – durante o TC6 como um fator preditor de mortalidade em pacientes com hipertensão pulmonar primária.[60]

Nos anos 2000, havia poucos estudos que tivessem investigado os fatores associados e a relevância clínica da dessaturação da hemoglobina induzida pelo exercício, nem em pessoas saudáveis nem nas portadoras de doenças pulmonares. Em um estudo realizado à época, investigou-se o papel do TC6 na avaliação da capacidade funcional de pacientes com esclerose sistêmica. É sabido que manifestações respiratórias são as principais causas associadas à mortalidade desses pacientes, e que o envolvimento pulmonar é bastante prevalente e variado nessa população, podendo acometer o tecido intersticial, a microcirculação pulmonar ou ambos. Os objetivos desse estudo foram avaliar a distância percorrida e a dessaturação ao final do TC6 em pacientes com esclerose sistêmica e investigar se havia associações entre esses dois desfechos, com dados demográficos e clínicos.[61] Os resultados completos foram publicados em 2007.[62]

Foram avaliados 110 pacientes com esclerose sistêmica por meio de TC6, exames de imagem (radiograma de tórax e tomografia computadorizada de alta resolução – TCAR), espirometria e ecocardiografia. Foram coletados dados clínicos e laboratoriais, e a intensidade da dispneia foi classificada de acordo com a escala de capacidade funcional da New York Heart Academy (NYHA) (American Heart Association, 1994). A distância percorrida menor que 400m e a presença de dessaturação (ΔSpO_2) de quatro ou mais pontos percentuais foram consideradas variáveis categóricas, sendo usadas como variáveis dependentes na análise de regressão logística.

Quanto à classe funcional (NYHA), 82,7% dos pacientes estavam na classe I, e 17,3%, na classe II. A capacidade vital forçada (CVF) abaixo de 80% do previsto esteve presente em 42,4%. Trinta por cento dos indivíduos mostravam opacidade reticular heterogênea no radiograma de tórax, sugestiva de fibrose pulmonar. Para avaliar a profusão dos achados na tomografia de tórax foi utilizado um escore (variação de 0 a 18). A evidência significativa da presença de alterações (escore de seis pontos ou mais) foi encontrada para opacidade em vidro fosco em 23% dos pacientes, para opacidade reticular em 32,4% e para faveolamento em 11,8%.

O ecocardiograma com *doppler* foi realizado com o objetivo de estimar a PSAP, que esteve acima de > 30 mmHg em 29,1% dos pacientes. As duas variáveis usadas na análise estatística como variáveis dependentes, o $\Delta SpO_2 \geq 4\%$ e a distância da caminhada < 400m, estiveram presentes em 31 (29,5%) e em 32 (28,2%) pacientes, respectivamente.

Na análise univariada, as variáveis que apresentaram associação (com significância estatística) com a distância da caminhada menor que 400m foram idade, grau de dispneia, "fibrose" no raio X de tórax, PSAP > 30 mmHg e $\Delta SpO_2 \geq 4\%$. Já as variáveis que apresentaram associação com ΔSpO_2 foram idade, presença do anti-Scl-70, grau de dispneia, "fibrose" no raio X de tórax, CVF < 80% do valor predito, PSAP > 30 mmHg, presença de opacidade em vidro fosco e opacidade reticular na TCAR. A presença de faveolamento não apresentou nenhuma associação com ΔSpO_2.

Na análise da regressão logística multivariada, três variáveis (idade, raça e dispneia) apresentaram significado estatístico quando testadas com a distância caminhada, e quatro variáveis (idade, índice de dispneia, Scl-70 positivo e CVF < 80% do valor previsto) apresentaram significado estatístico quando testadas com ΔSpO_2. Esse foi um estudo valioso para salientar a importância do TC6 e, sobretudo, a relevância da variação da oxigenação durante o teste, não tão valorizada até então.

Dando prosseguimento à investigação do comprometimento respiratório e seu impacto na atividade física, pacientes com diagnóstico de lúpus eritematoso sistêmico sem sintomas respiratórios ou alterações radiológicas nos pulmões foram avaliados por meio de TC6.[63, 64] Uma vez incluídos, os pacientes eram avaliados por meio de TC6, espirometria e pressões estáticas (pressão inspiratória máxima – PIM – e pressão expiratória máxima – PEM). Era também avaliada e graduada a dispneia pela escala mMRC (*modified Medical Research Council*). Pacientes com anemia, queixas articulares ou musculares (que poderiam comprometer a caminhada), SpO_2 menor que 91% em ar ambiente, ou fenômeno de Raynaud (que poderia interferir na medição da SpO_2) não foram incluídos.

Foram avaliados 45 pacientes, sendo 42 mulheres com idade média de 39 ± 11 anos de idade. Nenhum dos pacientes era fumante, e o tempo médio de doença era de 121 ± 93 meses no momento da inclusão. A distância de caminhada média nesse grupo foi de 478 m ± 82m, a SpO2 inicial foi de 98 ± 0,8%, e a ΔSpO_2 foi de 4 ± 6 pontos. A avaliação espirométrica mostrou 21 pacientes com CVF abaixo do limite inferior da normalidade e sem evidência de obstrução ao fluxo aéreo. O PIM e o PEM mostraram valores de 82 ± 58 e 78 ± 37% do valor previsto, respectivamente.

Nesse estudo, os dois desfechos principais do TC6 foram categorizados (distância < ou ≥ 400m, e ΔSpO_2 < ou ≥ 4%), e os grupos, comparados entre si. Considerando um ponto de corte de 400m na comparação entre os grupos, não foi encontrada diferença significativa, exceto pela frequência cardíaca (FC) e pelo índice de Borg inicial, que eram menores no grupo que caminhou menos de 400m.

Já a análise separada pelo ponto de corte do ΔSpO_2 mostrou achados interessantes. Dezesseis dos quarenta e cinco pacientes (35%) dessaturaram mais de 4 pontos percentuais no TC6, sendo a média do ΔSpO_2 dos que dessaturaram de 11,6 ± 4,6, e a média dos que não apresentaram dessaturação, de 0,5 ± 0,9 (p < 0,001). O grupo que dessaturou apresentou menores valores de PIM (p = 0,050) e PEM (p = 0,028); menores valores (em percentual do valor previsto) para a CVF (p = 0,015) e para o VEF_1 (Volume expirado no primeiro segundo) (p = 0,015), além de relação VEF_1/CVF semelhante entre os grupos (p = 0,952). Adicionalmente, o grupo que dessaturou mais de 4% teve um incremento da FC maior (p = 0,017) apesar de apresentar FC semelhante no início do teste. As distâncias caminhadas foram também significativamente diferentes (443m ± 94 *versus* 497 ± 68,5m, p = 0,029).

Um dos principais achados desse estudo foi que, entre uma população de pessoas com lúpus eritematoso sistêmico sem sintomas respiratórios relevantes, a SpO_2 mostrou um comportamento não fisiológico durante o esforço, e pacientes que dessaturaram mostraram alterações leves em outros testes funcionais realizados. A escolha de analisar a ΔSpO_2 de forma categórica, ou seja, escolhendo um ponto de corte (e não a considerando como variável contínua), baseou-se nos achados de Prefaut e colaboradores, que validaram esse ponto de corte em um estudo para detectar hipoxemia induzida pelo exercício em testes máximos em atletas.[65] A queda de quatro pontos percentuais ou mais também foi pensada para suplantar a possível inacurácia da oximetria, além dos efeitos de acidose metabólica na curva de saturação de hemoglobina.[66]

Apesar de se tratar de doentes assintomáticos e com mínimo comprometimento respiratório, a dessaturação no TC6 se apresentou suficiente para distinguir alterações funcionais outras, ainda que discretas. Embora a distância caminhada no TC6 (DTC6) seja uma medida sensível da habilidade de caminhar, bem como da capacidade funcional em pacientes com doença de moderada a grave, é provável que não seja um desfecho tão sensível em pacientes com boa tolerância ao exercício. Sustentando esse raciocínio, é descrito um efeito "teto" em pacientes com HAP nos quais a DTC6 é maior que 450m.[67]

Assim, pode-se dizer que a dessaturação durante os testes de esforço é uma resposta não fisiológica ao exercício, e sua ocorrência foi verificada em pessoas saudáveis,[68] bem como em portadoras de várias doenças respiratórias crônicas – provavelmente em decorrência de diferentes mecanismos em cada uma delas.[69]

A fim de avançar no entendimento do comportamento da SpO_2 durante o esforço, realizamos um estudo com indivíduos saudáveis que foram avaliados por um teste incremental de caminhada (*incremental shuttle walk test* – ISWT).[70] Foram estudados 83 indivíduos saudáveis, 55 homens e 28 mulheres. Os participantes foram avaliados antes e após o ISWT por meio de VEF_1, volume expiratório forçado no sexto segundo (VEF_6), FC e SpO_2. A média de idade da amostra foi de 35,05 ± 12,53 anos, do IMC, 24,30 ± 3,47 kg/m²; a FC em repouso era 75,12 ± 12,48 bpm, e a SpO_2 em repouso, de 97,96 ± 1,02%. O VEF_1 médio foi de 3,75 ± 0,81 L, o VEF_6 de 4,45 ± 0,87 L, a relação VEF_1/VEF_6, 0,83 ± 0,08 (sem restrição ou obstrução). No ISWT, a distância percorrida média foi de 958,30 ± 146,32m, a FC pós-ISWT, de 162,41 ± 18,24 bpm, e a SpO_2 pós-ISWT, de 96,27 ± 2,21%.

Em 11 indivíduos, houve um aumento da SpO_2 após o ISWT, ao passo que em 17 houve uma queda de 4% ou mais. Não houve diferença estatística entre os grupos com e sem dessaturação após o ISWT no tocante às variáveis idade, sexo, VEF_1, VEF_6, VEF_1/VEF_6, SpO_2 basal, distância percorrida no ISWT, FC e porcentagem da FC máxima. Nos indivíduos que apresentaram dessaturação, o índice de massa corporal foi maior ($p = 0,01$), e a SpO_2 pós--ISWT foi menor ($p < 0,001$).

Os resultados desse estudo corroboraram a suspeita de que a dessaturação é um evento comum após o ISWT, assim como o é durante a atividade física intensa. Parece haver uma boa correlação do ISWT com o TECP no que diz respeito à dessaturação induzida em ambos os testes, em pacientes com doenças crônicas de vias aéreas,[71] tornando alguns testes de campo (TC6, ISWT e o *endurance shuttle walk test* – ESWT) intercambiáveis na investigação de hipóxia induzida pelo exercício.[72] O que ainda não se tem claro é qual o papel desse fato na evolução e na progressão das doenças.

Ampliando a investigação da hipóxia induzida pelo exercício, avaliamos pacientes com DPOC por meio de TC6. Foram selecionados 52 indivíduos com DPOC grave (VEF_1 menor que 50%) não hipoxêmicos em repouso, sendo identificada $\Delta SpO_2 \geq 4\%$ em 30 pacientes (57,7%).[73] Trata-se de dado importante e que corrobora Van Gestel e colaboradores, que detectaram dessaturação induzida pelo exercício no TC6 em 62% de uma amostra de doentes com DPOC grave.[74]

A dessaturação durante o esforço fornece informações sobre a gravidade e o prognóstico em pessoas com DPOC,[75,76] doenças intersticiais,[77,78] hipertensão pulmonar[79] e em pacientes com esclerose sistêmica e acometimento pulmonar.[80] Além disso, vários fatores estão associados com a ocorrência de dessaturação no TC6, como maior intensidade de dispneia, redução da força muscular, nível diminuído de atividade física diária, piores níveis funcionais, redução da capacidade de difusão de monóxido de carbono, entre outros.[81]

No caso da hipertensão pulmonar, o TC6 tornou-se um desfecho substituto que passou a ser utilizado em estudos clínicos para avaliação de eficácia de intervenções terapêuticas devido ao acúmulo de estudos que mostraram a importância de ambos os desfechos, distância e dessaturação. A redução da distância caminhada foi corroborada como um importante sinalizador de pior prognóstico e sobrevida para hipertensão arterial pulmonar por diversos autores.[82,83,84,85,86] Embora exista variabilidade entre os estudos, os pontos de corte associados a piores desfechos e óbitos variam, parecendo estar entre 300 e 350m.[87]

Comentários finais

Pretendi, com este breve relato do acumulado a partir dos anos 2000, contextualizar a linha de pesquisa que foi sendo construída a partir das questões que se impunham como relevantes no cuidado aos pacientes com hipertensão pulmonar. A assistência a esses pacientes se estruturou, material e humanamente, em um ambulatório multiprofissional qualificado, que contava e conta com a infraestrutura e os recursos humanos necessários para constituir um centro de referência ao manejo diagnóstico e terapêutico da hipertensão pulmonar. Com a participação de fisioterapeutas, enfermeiros e médicos, continuamos na investigação de aspectos da limitação aos esforços e da vida dos pacientes com HP, buscando, ao mesmo tempo, sempre aprimorar o cuidado de forma integral e ética. É fundamental salientar que tudo isso se dá como resultado do trabalho de um grupo de pessoas dedicadas ao assunto, e a despeito da grande pressão assistencial que sofremos pela posição estratégica do HC dentro das divisões regionais de saúde que abarca.

Com o objetivo de entender os múltiplos aspectos envolvidos na intolerância ao exercício e seu impacto na vida do indivíduo com HAP, foi possível desenhar uma proposta de linha de pesquisa, sumarizada na Figura Ap.8. Ainda que o comprometimento hemodinâmico seja certamente a principal causa envolvida na limitação aos esforços, é também relevante a investigação de outros aspectos, como função pulmonar, atividade física e qualidade de vida. A opção de investigação de mecanismos de limitação aos esforços para além da hemodinâmica fundamentou-se em dois pontos. Primeiramente, temos o fato de que o setor de hemodinâmica da instituição não comporta a investigação desses pacientes em contextos de estudos científicos, além de não haver disponibilidade de exames hemodinâmicos de esforço até este momento. O segundo motivo – talvez de maior peso – é acreditar que testes e abordagens menos invasivos, como testes funcionais, testes de imagem e avaliações por meio de questionários, têm um valor científico igualmente grande.

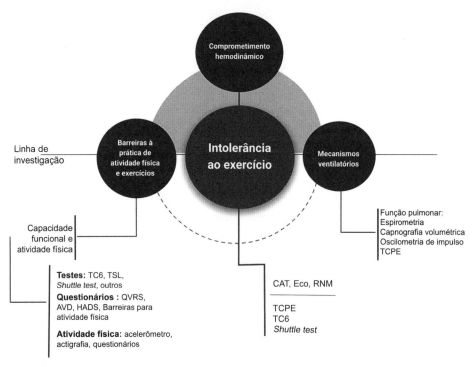

Figura Ap.8: Linha de investigação de mecanismos de intolerância ao exercício (além da hemodinâmica).

Fonte: Elaboração própria da autora.

Entendo que, especialmente por se tratar de uma doença ainda sem tratamento curativo, a abordagem do indivíduo com HP deve ser o mais abrangente e multidisciplinar possível. Sem dúvida, é fundamental desenvolver e ter acesso a drogas que baixam a resistência vascular pulmonar e, consequentemente, reduzem a pressão nas câmaras cardíacas direitas, postergando, dessa maneira, o desacoplamento do ventrículo direito com circulação pulmonar e melhorando as condições hemodinâmicas do indivíduo, com impacto inclusive em sobrevida. Entretanto, avaliações e ações voltadas para o entendimento de outros aspectos envolvidos na intolerância ao exercício desses pacientes podem contribuir para uma abordagem terapêutica mais personalizada.

Notas

1. Rigatto, 1973.
2. Pereira & Whitaker, 2018, p. 115.
3. Alves Jr. *et al.*, 2015, pp. 495-501.
4. Rich *et al.*, 1987, pp. 216-223.
5. Jing *et al.*, 2007, pp. 373-379.
6. Ling *et al.*, 2012, pp. 790-796.
7. Humbert *et al.*, 2006, pp. 1.023-1.030.
8. Badesch *et al.*, 2010, pp. 376-387.
9. Alves Jr. *et al.*, 2015, pp. 495-501.
10. McGoon *et al.*, 2013, pp. D51-D59.
11. Hoeper *et al.*, 2013c, pp. 871-880.
12. Lapa *et al.*, 2006, pp. 139-143.
13. Humbert *et al.*, 2006, pp. 1.023-1.030.
14. Wilkens *et al.*, 2010, pp. 902-910.
15. Strange, 2013, pp. 89-94.
16. Brown *et al.*, 2011, pp. 19-26.
17. Armstrong *et al.*, 2019, pp. 1-9.
18. Wilkens *et al.*, 2010, pp. 902-910.
19. Strange, 2013, pp. 89-94.
20. Humbert *et al.*, 2006, pp. 1.023-1.030.
21. Jing *et al.*, 2007, pp. 373-379.
22. Alves Jr. *et al.*, 2015, pp. 495-501.
23. Taichman *et al.*, 2009, pp. 586-592.
24. Alves Jr. *et al.*, 2015, pp. 495-501.
25. Humbert *et al.*, 2006, pp. 1.023-1.030.
26. Jing *et al.*, 2007, pp. 373-379.
27. Badesch *et al.*, 2010, pp. 376-387.
28. Alves Jr. *et al.*, 2015, pp. 495-501.
29. Badesch, 2010, pp. 376-387.
30. Humbert, 2006, pp. 1.023-1.030.
31. Alves Jr. *et al.*, 2015, pp. 495-501.
32. Torres *et al.*, 2015, pp. 387-393.
33. Badesch *et al.*, 2010, pp. 376-387.
34. Humbert *et al.*, 2006, pp. 1.023-1.030.
35. Singh *et al.*, 2014, pp. 1.447-1.478.
36. Paciocco *et al.*, 2001, pp. 647-652.
37. Villalba *et al.*, 2007, pp. 217-222.
38. Leite *et al.*, 2014, pp. 192-199.
39. Miyamoto *et al.*, 2000, pp. 487-492.
40. Utilizada análise de regressão Cox, nível de significância adotado de 5%. Utilizado o programa SAS System for Windows, versão 9.4. SAS Institute Inc, 2002-2008, Cary, NC, USA.
41. Pereira, 2003, pp. 1-133.
42. Pereira *et al.*, 2004, pp. 796-798.
43. Neder & Nery, 2002, pp. 166-206.
44. *Ibidem*.
45. Albouaini *et al.*, 2007, pp. 1.285-1.292.
46. Enright, 2003, pp. 783-785.
47. Cooper, 1968, pp. 201-204.
48. McGavin *et al.*, 1978, pp. 241-243.
49. ATS, 2002, pp. 111-117.

[50] Solway, 2001, pp. 256-270.
[51] ATS, 2002, pp. 111-117
[52] Enright, 2003, pp. 783-785.
[53] Singh *et al.*, 2014, pp. 1.447-1.478.
[54] *Ibidem*.
[55] Pulido *et al.*, 2013, pp. 809-818.
[56] Galie *at al.*, 2015b, pp. 834-844.
[57] McLaughlin *et al.*, 2015, pp. 405-413.
[58] Sitbon *et al.*, 2015b, pp. 2.522-2.533.
[59] Singh *et al.*, 2014, pp. 1.447-1.478.
[60] Paciocco *et al.*, 2001, pp. 647-652.
[61] Villalba, 2006, pp. 1-194.
[62] Villalba *et al.*, 2007, pp. 217-222.
[63] Leite, 2011, pp. 1-64.
[64] Leite *et al.*, 2014, pp. 192-199.
[65] Prefaut *et al.*, 2000, pp. 47-61.
[66] Poulain *et al.*, 2003, pp. 1.401-1.407.
[67] Frost *et al.*, 2005, pp. 36-39.
[68] Seixas *et al.*, 2013, pp. 440-446.
[69] Jenkins & Cecins, 2011, pp. 416-422.
[70] Seixas *et al.*, 2013, pp. 440-446.
[71] Oliveira *et al.*, 2021, pp. 1-7.
[72] Corso *et al.*, 2020, pp. 618-624.
[73] Pereira *et al.*, 2016, p. A6.878.
[74] van Gestel *et al.*, 2012, pp. 353-359.
[75] Takigawa *et al.*, 2007, pp. 561-567.
[76] Casanova *et al.*, 2008, pp. 746-752.
[77] Lama *et al.*, 2003, pp. 1.084-1.090.
[78] Flaherty *et al.*, 2006, pp. 803-809.
[79] Paciocco *et al.*, 2001, pp. 647-652.
[80] Villalba *et al.*, 2007, pp. 217-222.
[81] Singh *et al.*, 2014, pp. 1.447-1.478.
[82] Miyamoto *et al.*, 2000, pp. 487-492.
[83] Paciocco *et al.*, 2001, pp. 647-652.
[84] Benza *et al.*, 2010, pp. 164-172.
[85] Lee *et al.*, 2012, pp. 604-611.
[86] Nickel *et al.*, 2012, pp. 589-596.
[87] Singh *et al.*, 2014, pp. 1.447-1.478.

REFERÊNCIAS BIBLIOGRÁFICAS

ACHOUH, L. *et al.* "Pulmonary arterial hypertension masquerading as severe refractory asthma". *Eur Respir J* 32(2), 2008, pp. 513-516.

ALBOUAINI, K. *et al.* "Cardiopulmonary exercise testing and its application". *Heart* 93(10), 2007, pp. 1.285-1.292.

ALDABBOUS, L. *et al.* "Neutrophil Extracellular Traps Promote Angiogenesis: Evidence From Vascular Pathology in Pulmonary Hypertension". *Arterioscler Thromb Vasc Biol* 36(10), 2016, pp. 2.078-2.087.

ALMEIDA, G. C. *Lung function and stress echocardiography in pulmonary arterial hypertension.* Dissertação de mestrado. Campinas, Faculdade de Ciências Médicas, Universidade Estadual de Campinas, 2017. Disponível em <https://hdl.handle.net/20.500.12733/1632256>. Acesso em 24/3/2024.

ALVES JR., J. L. *et al.* "Pulmonary arterial hypertension in the southern hemisphere: results from a registry of incident Brazilian cases". *Chest* 147(2), 2015, pp. 495-501.

AMORIM, P. B. D. S. *Objective assessment of barriers and habits of physical activity in patients with chronic obstructive pulmonary disease.* Dissertação de mestrado. São Paulo, Faculdade de Medicina, Universidade de São Paulo, 2014. Disponível em <https://doi.org/10.11606/D.5.2014.tde-22092014-151252>. Acesso em 24/3/2024.

ARENA, R. *et al.* "Cardiopulmonary exercise testing in patients with pulmonary arterial hypertension: an evidence-based review". *J Heart Lung Transplant* 29(2), 2010, pp. 159-173.

ARMSTRONG, I. *et al.* "The patient experience of pulmonary hypertension: a large cross-sectional study of UK patients". *BMC Pulm Med* 19(1), 2019, ID 67, pp. 1-9.

ASSUMPÇÃO, M. S. *et al.* "Impulse oscillometry and obesity in children". *J Pediatr (Rio J)* 94(4), 2018, pp. 419-424.

ATS – COMMITTEE ON PROFICIENCY STANDARDS FOR CLINICAL PULMONARY FUNCTION LABORATORIES. "ATS statement: guidelines for the six-minute walk test". *Am J Respir Crit Care Med* 166(1), 2002, pp. 111-117.

AUSTIN, E. D. *et al.* "Alterations in oestrogen metabolism: implications for higher penetrance of familial pulmonary arterial hypertension in females". *Eur Respir J* 34(5), 2009, pp. 1.093-1.099.

BADAGLIACCA, R. *et al*. "The added value of cardiopulmonary exercise testing in the follow-up of pulmonary arterial hypertension". *J Heart Lung Transplant* 38(3), 2019, pp. 306-314.

BADESCH, D. B. *et al*. "Pulmonary arterial hypertension: baseline characteristics from the REVEAL Registry". *Chest* 137(2), 2010, pp. 376-387.

BALKE, B. & WARE, R. W. "An experimental study of physical fitness of Air Force personnel". *U S Armed Forces Med J* 10(6), 1959, pp. 675-688.

BALL, M. K. *et al*. "Regulation of hypoxia-induced pulmonary hypertension by vascular smooth muscle hypoxia-inducible factor-1alpha". *Am J Respir Crit Care Med* 189(3), 2014, pp. 314-324.

BARRIGA, S.; RODRIGUES, F. & BARBARA, C. "Factors that influence physical activity in the daily life of male patients with chronic obstructive pulmonary disease". *Rev Port Pneumol* 20(3), 2014, pp. 131-137.

BARST, R. J. *et al*. "A comparison of continuous intravenous epoprostenol (prostacyclin) with conventional therapy for primary pulmonary hypertension". *N Engl J Med* 334(5), 1996, pp. 296-301.

_____. "Updated evidence-based treatment algorithm in pulmonary arterial hypertension". *J Am Coll Cardiol* 54 (1 Suppl), 2009, pp. S78-S84.

_____. "Functional class improvement and 3-year survival outcomes in patients with pulmonary arterial hypertension in the REVEAL Registry". *Chest* 144(1), 2013, pp. 160-168.

BENZA, R. L. *et al*. "Predicting survival in pulmonary arterial hypertension: insights from the Registry to Evaluate Early and Long-Term Pulmonary Arterial Hypertension Disease Management (REVEAL)". *Circulation* 122(2), 2010, pp. 164-172.

_____. "The REVEAL Registry risk score calculator in patients newly diagnosed with pulmonary arterial hypertension". *Chest* 141(2), 2012, pp. 354-362.

_____. "Prognostic implications of serial risk score assessments in patients with pulmonary arterial hypertension: a Registry to Evaluate Early and Long-Term Pulmonary Arterial Hypertension Disease Management (REVEAL) analysis". *J Heart Lung Transplant* 34(3), 2015, pp. 356-361.

BERRY, N. C. *et al*. "Protocol for exercise hemodynamic assessment: performing an invasive cardiopulmonary exercise test in clinical practice". *Pulm Circ* 5(4), 2015, pp. 610-618.

BICKEL, S. *et al*. "Impulse oscillometry: interpretation and practical applications". *Chest* 146(3), 2014, pp. 841-847.

BOHANNON, R. W. & CROUCH, R. "1-Minute Sit-to-Stand Test: systematic review of procedures, performance, and clinimetric properties". *J Cardiopulm Rehabil Prev* 39(1), 2019, pp. 2-8.

BOTEGA, N. J. *et al*. "Mood disorders among inpatients in ambulatory and validation of the anxiety and depression scale HAD". *Rev Saude Publica* 29(5), 1995, pp. 355-363.

BOUCLY, A. *et al*. "Risk assessment, prognosis and guideline implementation in pulmonary arterial hypertension". *Eur Respir J* 50(2), 2017, pp. 1-10.

BOUCLY, A. *et al*. "Intensity and quality of exertional dyspnoea in patients with stable pulmonary hypertension". *Eur Respir J* 55(2), 2020, pp. 1-15.

―――. "External validation of a refined four-stratum risk assessment score from the French pulmonary hypertension registry". *Eur Respir J* 59(6), 2022, pp. 1-12.

BRENNER, O. "Pathology of the vessels of the pulmonary circulation – Part I". *Archives of Internal Medicine* 56(2), 1935, pp. 211-237.

BRIAND, J. *et al*. "The 1-minute sit-to-stand test to detect exercise-induced oxygen desaturation in patients with interstitial lung disease". *Ther Adv Respir Dis* 12, 2018, 1753466618793028, pp. 1-10.

BRITTO, R. R. *et al*. "Reference equations for the six-minute walk distance based on a Brazilian multicenter study". *Braz J Phys Ther* 17(6), 2013, pp. 556-563.

BROWN, L. M. *et al*. "Delay in recognition of pulmonary arterial hypertension: factors identified from the REVEAL Registry". *Chest* 140(1), 2011, pp. 19-26.

BUDHIRAJA, R.; TUDER, R. M. & HASSOUN, P. M. "Endothelial dysfunction in pulmonary hypertension". *Circulation* 109(2), 2004, pp. 159-165.

BUI, K. L. *et al*. "The Relevance of Limb Muscle Dysfunction in Chronic Obstructive Pulmonary Disease: A Review For Clinicians". *Clin Chest Med* 40(2), 2019, pp. 367-383.

BUSHUEV, V. I. *et al*. "Endothelin-1, vascular endothelial growth factor and systolic pulmonary artery pressure in patients with Chuvash polycythemia". *Haematologica* 91(6), 2006, pp. 744-749.

BUSSOTTI, M. & SOMMARUGA, M. "Anxiety and depression in patients with pulmonary hypertension: impact and management challenges". *Vasc Health Risk Manag* 14, 2018, pp. 349-360.

BUSTAMANTE-LABARTA, M. *et al*. "Right atrial size and tricuspid regurgitation severity predict mortality or transplantation in primary pulmonary hypertension". *J Am Soc Echocardiogr* 15(10 Pt 2), 2002, pp. 1.160-1.164.

CASANOVA, C. *et al*. "Distance and oxygen desaturation during the 6-min walk test as predictors of long-term mortality in patients with COPD". *Chest* 134(4), 2008, pp. 746-752.

CASCINO, T. M. *et al*. "Impact of patient characteristics and perceived barriers on referral to exercise rehabilitation among patients with pulmonary hypertension in the United States". *Pulm Circ* 10(4), ID 2045894020974926, 2020, pp. 1-9.

CASPERSEN, C. J.; POWELL, K. E. & CHRISTENSON, G. M. "Physical activity, exercise, and physical fitness: definitions and distinctions for health-related research". *Public Health Rep* 100(2), 1985, pp. 126-131.

CHAOUAT, A. *et al*. "Prognostic value of exercise pulmonary haemodynamics in pulmonary arterial hypertension". *Eur Respir J* 44(3), 2014, pp. 704-713.

CHAZOVA, I. *et al*. "Pulmonary artery adventitial changes and venous involvement in primary pulmonary hypertension". *Am J Pathol* 146(2), 1995, pp. 389-397.

CHIA, K. S. W. *et al*. "'Tired, afraid, breathless ...'. An international survey of the exercise experience for people living with pulmonary hypertension". *Pulm Circ* 10(4), 2020, ID 2045894020968023, pp. 1-10.

CHIN, K. M. *et al*. "Three- versus Two-Drug Therapy for Patients With Newly Diagnosed Pulmonary Arterial Hypertension". *J Am Coll Cardiol* 78(14), 2021, pp. 1.393-1.403.

CIARKA, A. *et al*. "Prognostic significance of sympathetic nervous system activation in pulmonary arterial hypertension". *Am J Respir Crit Care Med* 181(11), 2010, pp. 1.269-1.275.

CICONELLI, R. M. *et al*. "Tradução para língua portuguesa e validação do questionário genérico de avaliação de qualidade de vida SF-36 (Brasil SF-36)". *Rev Bras Reumatol* 39(3), 1999, pp. 143-150.

COGHLAN, J. G. *et al*. "Evidence-based detection of pulmonary arterial hypertension in systemic sclerosis: the DETECT study." *Ann Rheum Dis* 73(7), 2014, pp. 1.340-1.349.

COOPER, K. H. "A means of assessing maximal oxygen intake. Correlation between field and treadmill testing". *Jama* 203(3), 1968, pp. 201-204.

CORREA, R. A. *et al*. "Adaptation and validation of the quality of life assessment of the Cambridge pulmonary hypertension outcome review (CAMPHOR) for Brazil". *J Patient Rep Outcomes* 4(1), ID 43, 2020, pp. 1-8.

CORSO, S. D. *et al*. "Physiological Responses During Field Walking Tests in Adults with Bronchiectasis". *Respir Care* 65(5), 2020, pp. 618-624.

COURNAND, A. & RANGES, H. A. "Catheterization of the right auricle in man". *Proceedings of the Society for Experimental Biology and Medicine* 46(3), 1941, pp. 462-467.

COURNAND, A. *et al*. "Recording of blood pressure from the left auricle and the pulmonary veins in human subjects with interauricular septal defect". *Am J Physiol* 150(2), 1947, pp. 267-271.

CRISAFULLI, E. *et al*. "Prevalence of Small-Airway Dysfunction among COPD Patients with Different GOLD Stages and Its Role in the Impact of Disease". *Respiration* 93(1), 2017, pp. 32-41.

CROOK, S. *et al*. "A multicentre validation of the 1-min sit-to-stand test in patients with COPD". *Eur Respir J* 49(3), ID1601871, 2017, pp. 1-11.

CSUKA, M. & MCCARTY, D. J. "Simple method for measurement of lower extremity muscle strength". *Am J Med* 78(1), 1985, pp. 77-81.

D'ALONZO, G. E. *et al*. "Survival in patients with primary pulmonary hypertension. Results from a national prospective registry". *Ann Intern Med* 115(5), 1991, pp. 343-349.

DA SILVA, S. M. *et al*. "COPD phenotypes on computed tomography and its correlation with selected lung function variables in severe patients". *Int J Chron Obstruct Pulmon Dis* 11, 2016, pp. 503-513.

DANTZKER, D. R. & BOWER, J. S. "Mechanisms of gas exchange abnormality in patients with chronic obliterative pulmonary vascular disease". *J Clin Invest* 64(4), 1979, pp. 1.050-1.055.

DANTZKER, D. R. *et al.* "Pulmonary gas exchange during exercise in patients with chronic obliterative pulmonary hypertension". *Am Rev Respir Dis* 130(3), 1984, pp. 412-416.

DE ALMEIDA, G. C. *et al.* "Lung function and stress echocardiography in pulmonary arterial hypertension: a cross-sectional study". *Sao Paulo Med J* 139(5), 2021, pp. 505-510.

DEMPSEY, J. A. & SMITH, C. A. "Pathophysiology of human ventilatory control". *Eur Respir J* 44(2), 2014, pp. 495-512.

DENG, Z. *et al.* "Familial primary pulmonary hypertension (gene PPH1) is caused by mutations in the bone morphogenetic protein receptor-II gene". *Am J Hum Genet* 67(3), 2000, pp. 737-744.

DESAI, U. & JOSHI, J. M. "Impulse oscillometry". *Adv Respir Med* 87(4), 2019, pp. 235-238.

DHILLON, S. S. *et al.* "Physical Activity Measurement Accuracy in Individuals with Chronic Lung Disease: A Systematic Review with Meta-Analysis of Method Comparison Studies". *Arch Phys Med Rehabil* 96(11), 2015, e2010, pp. 2.079-2.088.

DONG, Y. *et al.* "Prognostic Value of Cardiac Magnetic Resonance-Derived Right Ventricular Remodeling Parameters in Pulmonary Hypertension: A Systematic Review and Meta-Analysis". *Circ Cardiovasc Imaging* 13(7), 2020, e010568.

DORFMULLER, P. *et al.* "Inflammation in pulmonary arterial hypertension". *Eur Respir J* 22(2), 2003, pp. 358-363.

_____. "Microvascular disease in chronic thromboembolic pulmonary hypertension: a role for pulmonary veins and systemic vasculature". *Eur Respir J* 44(5), 2014, pp. 1.275-1.288.

DRESDALE, D. T.; SCHULTZ. M. & MICHTOM, R. J. "Primary pulmonary hypertension. I. Clinical and hemodynamic study". *Am J Med* 11(6)1951, pp. 686-705.

DUBOIS, A. B.; BOTELHO, S. Y. & COMROE JR, J. H. "A new method for measuring airway resistance in man using a body plethysmograph: values in normal subjects and in patients with respiratory disease". *J Clin Invest* 35(3), 1956, pp. 327-335.

ENRIGHT, P. L. "The six-minute walk test". *Respir Care* 48(8), 2003, pp. 783-785.

ENRIGHT, P. L. & SHERRILL, D. L. "Reference equations for the six-minute walk in healthy adults". *Am J Respir Crit Care Med* 158(5 Pt 1), 1998, pp. 1.384-1.387.

EULER, U. S. & LILJESTRAND, G. "Observations on the Pulmonary Arterial Blood Pressure in the Cat". *Acta Physiologica Scandinavica* 12(4), 1946, pp. 301-321.

EVANS, J. D. *et al.* "BMPR2 mutations and survival in pulmonary arterial hypertension: an individual participant data meta-analysis". *Lancet Respir Med* 4(2), 2016, pp. 129-137.

FARINA, S. *et al.* "Physiological insights of exercise hyperventilation in arterial and chronic thromboembolic pulmonary hypertension". *Int J Cardiol* 259, 2018, pp. 178-182.

FAYYAZ, A. U. *et al.* "Global Pulmonary Vascular Remodeling in Pulmonary Hypertension Associated With Heart Failure and Preserved or Reduced Ejection Fraction". *Circulation* 137(17), 2018, pp. 1.796-1.810.

FERNANDES, C. J. *et al.* "Quality of life as a prognostic marker in pulmonary arterial hypertension". *Health Qual Life Outcomes* 12, 2014, ID 130, pp. 1-6.

FERNANDEZ-BONETTI, P. *et al.* "Peripheral airways obstruction in idiopathic pulmonary artery hypertension (primary)". *Chest* 83(5), 1983, pp. 732-738.

FIJALKOWSKA, I. *et al.* "Hypoxia inducible-factor 1alpha regulates the metabolic shift of pulmonary hypertensive endothelial cells". *Am J Pathol* 176(3), 2010, pp. 1.130-1.138.

FISHMAN, A. P. "Primary pulmonary arterial hypertension: a look back". *J Am Coll Cardiol* 43(12 Suppl S), 2004, pp. 2S-4S.

FLAHERTY, K. R. *et al.* "Idiopathic pulmonary fibrosis: prognostic value of changes in physiology and six-minute-walk test". *Am J Respir Crit Care Med* 174(7), 2006, pp. 803-809.

FOLLATH, F.; BURKART, F. & SCHWEIZER, W. "Drug-induced pulmonary hypertension?". *Br Med J* 1(5743), 1971, pp. 265-266.

FORFIA, P. R. *et al.* "Tricuspid annular displacement predicts survival in pulmonary hypertension". *Am J Respir Crit Care Med* 174(9), 2006, pp. 1.034-1.041.

FORSSMANN, W. "Die Sondierung des rechten herzens". *Klin Wochenschr* 8, 1929, pp. 2.085-2.087.

FOWLER, R. M.; GAIN, K.R. & GABBAY, E. "Exercise intolerance in pulmonary arterial hypertension". *Pulm Med*, 2012, ID 359204, pp. 1-10.

FREED, B. H. *et al.* "Late gadolinium enhancement cardiovascular magnetic resonance predicts clinical worsening in patients with pulmonary hypertension". *J Cardiovasc Magn Reson* 14, 2012, pp. 11: 1-9.

FROST, A. E. *et al.* "The 6-min walk test (6MW) as an efficacy endpoint in pulmonary arterial hypertension clinical trials: demonstration of a ceiling effect". *Vascul Pharmacol* 43(1), 2005, pp. 36-39.

_____. "The changing picture of patients with pulmonary arterial hypertension in the United States: how REVEAL differs from historic and non-US Contemporary Registries". *Chest* 139(1), 2011, pp. 128-137.

_____ "Diagnosis of pulmonary hypertension". *Eur Respir J* 53(1), 2019, pp. 1-12.

FUSTER, V. *et al.* "Primary pulmonary hypertension: natural history and the importance of thrombosis". *Circulation* 70(4), 1984, pp. 580-587.

GALAMBOS, C. *et al.* "Intrapulmonary Bronchopulmonary Anastomoses and Plexiform Lesions in Idiopathic Pulmonary Arterial Hypertension". *Am J Respir Crit Care Med* 193(5), 2016, pp. 574-576.

GALIE, N.; MANES, A. & BRANZI, A. "New insights on pulmonary arterial hypertension". *Rev Esp Cardiol* 57(7), 2004, pp. 603-607.

GALIE, N. *et al*. "A meta-analysis of randomized controlled trials in pulmonary arterial hypertension". *Eur Heart J* 30(4), 2009, pp. 394-403.

GALIE, N.; PALAZZINI, M. & MANES, A. "Pulmonary arterial hypertension: from the kingdom of the near-dead to multiple clinical trial meta-analyses". *Eur Heart J* 31(17), 2010, pp. 2.080-2.086.

GALIE, N. & SIMONNEAU, G. "The Fifth World Symposium on Pulmonary Hypertension". *J Am Coll Cardiol* 62(25 Suppl), 2013, pp. D1-3.

GALIE, N. *et al*. "2015 ESC/ERS Guidelines for the diagnosis and treatment of pulmonary hypertension: The Joint Task Force for the Diagnosis and Treatment of Pulmonary Hypertension of the European Society of Cardiology (ESC) and the European Respiratory Society (ERS): Endorsed by: Association for European Paediatric and Congenital Cardiology (AEPC), International Society for Heart and Lung Transplantation (ISHLT)". *Eur Respir J* 46(4), 2015a, pp. 903-975.

———. "Initial Use of Ambrisentan plus Tadalafil in Pulmonary Arterial Hypertension". *N Engl J Med* 373(9), 2015b, pp. 834-844.

———. "PATENT PLUS: a blinded, randomised and extension study of riociguat plus sildenafil in pulmonary arterial hypertension." *Eur Respir J* 45(5), 2015c, pp. 1.314--1.322.

———. "An overview of the 6th World Symposium on Pulmonary Hypertension". *Eur Respir J* 53(1), 2019a, pp. 1-4.

———. "Risk stratification and medical therapy of pulmonary arterial hypertension". *Eur Respir J* 53(1), 2019b, pp. 1-11.

GEHR, P.; BACHOFEN, M. & WEIBEL, E. R. "The normal human lung: ultrastructure and morphometric estimation of diffusion capacity". *Respir Physiol* 32(2), 1978, pp. 121-140.

GEORGE, M. P.; GLADWIN, M. T. & GRAHAM, B. B. "Exploring New Therapeutic Pathways in Pulmonary Hypertension. Metabolism, Proliferation, and Personalized Medicine". *Am J Respir Cell Mol Biol* 63(3), 2020, pp. 279-292.

GERGES, C. *et al*. "Microvascular Disease in Chronic Thromboembolic Pulmonary Hypertension: Hemodynamic Phenotyping and Histomorphometric Assessment". *Circulation* 141(5), 2020, pp. 376-386.

GHIGNA, M. R. *et al*. "BMPR2 mutation status influences bronchial vascular changes in pulmonary arterial hypertension". *Eur Respir J* 48(6), 2016, pp. 1.668-1.681.

GHOFRANI, H. A. *et al*. "Riociguat for the treatment of pulmonary arterial hypertension". *N Engl J Med* 369(4), 2013, pp. 330-340.

GOTTSCHALL, C. A. M. "1929-2009: 80 anos de cateterismo cardíaco – uma história dentro da história". *Rev Bras Cardiol Invas* 17(2), 2009, pp. 246-268.

GRAF, S. *et al*. "Identification of rare sequence variation underlying heritable pulmonary arterial hypertension". *Nat Commun* 9(1), 2018, pp. 1-16.

GRAPSA, J. et al. "Prognostic impact of right ventricular mass change in patients with idiopathic pulmonary arterial hypertension". *Int J Cardiol* 304, 2020, pp. 172-174.

GRUET, M. et al. "The 1-Minute Sit-to-Stand Test in Adults With Cystic Fibrosis: Correlations With Cardiopulmonary Exercise Test, 6-Minute Walk Test, and Quadriceps Strength". *Respir Care* 61(12), 2016, pp. 1.620-1.628.

GRUNIG, E. et al. "Stress Doppler echocardiography in relatives of patients with idiopathic and familial pulmonary arterial hypertension: results of a multicenter European analysis of pulmonary artery pressure response to exercise and hypoxia". *Circulation* 119(13), 2009, pp. 1.747-1.757.

GUENETTE, J. A. et al. "Inspiratory Capacity during Exercise: Measurement, Analysis, and Interpretation". *Pulm Med*, 2013, ID 956081.

GUENETTE, J. A.; WEBB, K. A. & O'DONNELL, D. E. "Does dynamic hyperinflation contribute to dyspnoea during exercise in patients with COPD?". *Eur Respir J* 40(2), 2012, pp. 322-329.

GURSES, H. N. et al. "The relationship of sit-to-stand tests with 6-minute walk test in healthy young adults". *Medicine (Baltimore)* 97(1), 2018, e9489, pp. 1-5.

GURTNER, H. P. "Etiology and frequency of primary vascular forms of chronic cor pulmonale". *Dtsch Med Wochenschr* 94(16), 1969, pp. 850-852.

HADDAD, F. et al. "Right ventricular function in cardiovascular disease, part II: pathophysiology, clinical importance, and management of right ventricular failure". *Circulation* 117(13), 2008, pp. 1.717-1.731.

HALIMI, L. et al. "Impact of psychological factors on the health-related quality of life of patients treated for pulmonary arterial hypertension". *J Psychosom Res* 105, 2018, pp. 45-51.

HARBAUM, L. et al. "Exploratory analysis of the neutrophil to lymphocyte ratio in patients with pulmonary arterial hypertension". *BMC Pulm Med* 17(1), 2017, pp. 1-9.

HARZHEIM, D. et al. "Anxiety and depression disorders in patients with pulmonary arterial hypertension and chronic thromboembolic pulmonary hypertension". *Respir Res* 14, 2013, 104, pp. 1-10.

HASSOUN, P. M. "Pulmonary Arterial Hypertension". *N Engl J Med* 385(25), 2021, pp. 2.361-2.376.

HASSOUN, P. M. et al. "Inflammation, growth factors, and pulmonary vascular remodeling". *J Am Coll Cardiol* 54 (1 Suppl), 2009, pp. S10-S19.

HATANO, S.; STRASSER, T. & WORLD HEALTH ORGANIZATION. "Primary pulmonary hypertension: report on a WHO meeting, Geneva, 15-17 October 1973", 1975. Disponível em <https://iris.who.int/handle/10665/39094> . Acesso em 31/3/24.

HEATH, D. & EDWARDS, J. E. "The pathology of hypertensive pulmonary vascular disease". *Circulation* 18, 1958, pp. 533-547.

HO, J. E. et al. "Exercise pulmonary hypertension predicts clinical outcomes in patients with dyspnea on effort". *J Am Coll Cardiol* 75(1), 2020, pp. 17-26.

HOEPER, M. M. *et al.* "Prognostic value of blood gas analyses in patients with idiopathic pulmonary arterial hypertension". *Eur Respir J* 29(5), 2007, pp. 944-950.

_____. "Imatinib mesylate as add-on therapy for pulmonary arterial hypertension: results of the randomized IMPRES study". *Circulation* 127(10), 2013a, pp. 1.128-1.138.

_____. "Definitions and diagnosis of pulmonary hypertension". *J Am Coll Cardiol* 62(25 Suppl), 2013b, pp. D42-50.

_____. "Elderly patients diagnosed with idiopathic pulmonary arterial hypertension: results from the COMPERA registry". *Int J Cardiol* 168(2), 2013c, pp. 871-880.

_____. "Mortality in pulmonary arterial hypertension: prediction by the 2015 European pulmonary hypertension guidelines risk stratification model". *Eur Respir J* 50(2), 2017, pp. 1-10.

_____. "Risk assessment in pulmonary arterial hypertension". *Eur Respir J* 51(3), 2018, pp. 1-4.

_____. "Idiopathic pulmonary arterial hypertension phenotypes determined by cluster analysis from the COMPERA registry". *J Heart Lung Transplant* 39(12), 2020, pp. 1.435-1.444.

_____. "Switching to riociguat versus maintenance therapy with phosphodiesterase-5 inhibitors in patients with pulmonary arterial hypertension (REPLACE): a multicentre, open-label, randomised controlled trial". *Lancet Respir Med* 9(6), 2021, pp. 573-584.

_____. "COMPERA 2.0: a refined four-stratum risk assessment model for pulmonary arterial hypertension". *Eur Respir J* 60(1), 2022, pp. 1-12.

_____. "Phase 3 Trial of sotatercept for treatment of pulmonary arterial hypertension". *N Engl J Med* 388(16), 2023, pp. 1.478-1.490.

HUERTAS, A. *et al.* "Leptin signalling system as a target for pulmonary arterial hypertension therapy". *Eur Respir J* 45(4), 2015, pp. 1.066-1.080.

_____. "Pulmonary vascular endothelium: the orchestra conductor in respiratory diseases: Highlights from basic research to therapy". *Eur Respir J* 51(4), 2018, pp. 1-13.

HUMBERT, M. *et al.* "Pulmonary arterial hypertension in France: results from a national registry". *Am J Respir Crit Care Med* 173(9), 2006, pp. 1.023-1.030.

HUMBERT, M. & McLAUGHLIN, V. V. "The 4th World Symposium on Pulmonary Hypertension. Introduction". *J Am Coll Cardiol* 54(1 Suppl), 2009, pp. S1-S2.

HUMBERT, M. *et al.* "Screening for pulmonary arterial hypertension in patients with systemic sclerosis: clinical characteristics at diagnosis and long-term survival". *Arthritis Rheum* 63(11), 2011, pp. 3.522-3.530.

_____. "Pathology and pathobiology of pulmonary hypertension: state of the art and research perspectives". *Eur Respir J* 53(1), 2019, pp. 1-14.

_____. "2022 ESC/ERS Guidelines for the diagnosis and treatment of pulmonary hypertension". *Eur Heart J* 43(38), 2022, pp. 3.618-3.731.

HUNTSMAN, L. L. *et al.* "Noninvasive Doppler determination of cardiac output in man. Clinical validation". *Circulation* 67(3), 1983, pp. 593-602.

HURST, L. A. *et al.* "TNF-alpha drives pulmonary arterial hypertension by suppressing the BMP type-II receptor and altering NOTCH signaling". *Nat Commun* 8, 2017, pp. 1-14.

IWAMA, A. M. *et al.* "The six-minute walk test and body weight-walk distance product in healthy Brazilian subjects". *Braz J Med Biol Res* 42(11), 2009, pp. 1.080-1.085.

JENKINS, S. & CECINS, N. "Six-minute walk test: observed adverse events and oxygen desaturation in a large cohort of patients with chronic lung disease". *Intern Med J* 41(5), 2011, pp. 416-422.

JILWAN, F. N. *et al.* "High occurrence of hypoxemic sleep respiratory disorders in pre-capillary pulmonary hypertension and mechanisms". *Chest* 143(1), 2013, pp. 47-55.

JING, Z. C. *et al.* "Registry and survival study in chinese patients with idiopathic and familial pulmonary arterial hypertension". *Chest* 132(2), 2007, pp. 373-379.

_____. "Efficacy and safety of oral treprostinil monotherapy for the treatment of pulmonary arterial hypertension: a randomized, controlled trial". *Circulation* 127(5), 2013, pp. 624-633.

JUNKES-CUNHA, M. *et al.* "The Manchester Respiratory Activities of Daily Living questionnaire for use in COPD patients: translation into portuguese and cross-cultural adaptation for use in Brazil". *J Bras Pneumol* 42(1), 2016, pp. 15-21.

KABITZ, H. J. *et al.* "Impairment of respiratory muscle function in pulmonary hypertension". *Clin Sci (Lond)* 114(2), 2008, pp. 165-171.

KAINDL, F. "Primary pulmonary hypertension". *Wien Z Inn Med* 50(10), 1969, pp. 451-453.

KANE, G. C. *et al.* "Integration of clinical and hemodynamic parameters in the prediction of long-term survival in patients with pulmonary arterial hypertension". *Chest* 139(6), 2011, pp. 1.285-1.293.

KAY, J. M.; SMITH, P. & HEATH, D. "Aminorex and the pulmonary circulation". *Thorax* 26(3), 1971, pp. 262-270.

KJELLSTROM, B.; LINDHOLM, A. & OSTENFELD, E. "Cardiac Magnetic Resonance Imaging in Pulmonary Arterial Hypertension: Ready for Clinical Practice and Guidelines?". *Curr Heart Fail Rep* 17(5), 2020, pp. 181-191.

KOMAROW, H. D. *et al.* "Impulse oscillometry in the evaluation of diseases of the airways in children". *Ann Allergy Asthma Immunol* 106(3), 2011, pp. 191-199.

KOVACS, G. *et al.* "Pulmonary arterial pressure during rest and exercise in healthy subjects: a systematic review". *Eur Respir J* 34(4), 2009, pp. 888-894.

KYLHAMMAR, D. *et al.* "A comprehensive risk stratification at early follow-up determines prognosis in pulmonary arterial hypertension". *Eur Heart J* 39(47), 2018, pp. 4.175-4.181.

_____. "Predicting mortality during long-term follow-up in pulmonary arterial hypertension". *ERJ Open Res* 7(2), 2021, pp. 1-9.

LAJOIE, A. C. *et al.* "Combination therapy versus monotherapy for pulmonary arterial hypertension: a meta-analysis". *Lancet Respir Med* 4(4), 2016, pp. 291-305.

LAMA, V. N. *et al.* "Prognostic value of desaturation during a 6-minute walk test in idiopathic interstitial pneumonia". *Am J Respir Crit Care Med* 168(9), 2003, pp. 1.084-1.090.

LANG, E. *et al.* "Pulmonary heart disease produced by appetite inhibitors?". *Munch Med Wochenschr* 111(8), 1969, pp. 405-412.

LANG, R. M. *et al.* "Recommendations for cardiac chamber quantification by echocardiography in adults: an update from the American Society of Echocardiography and the European Association of Cardiovascular Imaging". *Eur Heart J Cardiovasc Imaging* 16(3), 2015, pp. 233-270.

LAPA, M. S. *et al.* "Clinical characteristics of pulmonary hypertension patients in two reference centers in the city of Sao Paulo". *Rev Assoc Med Bras (1992)* 52(3), 2006, pp. 139-143.

LARKIN, E. K. *et al.* "Longitudinal analysis casts doubt on the presence of genetic anticipation in heritable pulmonary arterial hypertension". *Am J Respir Crit Care Med* 186(9), 2012, pp. 892-896.

LARRABEE, W. F.; PARKER, R. L. & EDWARDS, J. E. "Pathology of intrapulmonary arteries and arterioles in mitral stenosis". *Proc Staff Meet Mayo Clin* 24(12), 1949, pp. 316-326.

LAVENEZIANA, P. *et al.* "Dynamic respiratory mechanics and exertional dyspnoea in pulmonary arterial hypertension". *Eur Respir J* 41(3), 2013, pp. 578-587.

_____. "Inspiratory muscle function, dynamic hyperinflation and exertional dyspnoea in pulmonary arterial hypertension". *Eur Respir J* 45(5), 2015, pp. 1.495-1.498.

LEE, W. T. *et al.* "Predicting survival in pulmonary arterial hypertension in the UK". *Eur Respir J* 40(3), 2012, pp. 604-611.

LEITE, M. A. *Evaluation of respiratory impairment in patients with systemic lupus erythematosus with the six minute walk test*. Dissertação de mestrado. Campinas, Faculdade de Ciências Médicas, Universidade Estadual de Campinas, 2011. Disponível em <https://hdl.handle.net/20.500.12733/1616644>. Acesso em 24/3/2024.

LEITE, M. A. *et al.* "Evaluation of respiratory impairment in patients with systemic lupus erythematosus with the six-minute walk test". *Rev Bras Reumatol* 54(3), 2014, pp. 192-199.

LEUCHTE, H. H. *et al.* "N-terminal pro-brain natriuretic peptide and renal insufficiency as predictors of mortality in pulmonary hypertension". *Chest* 131(2), 2007, pp. 402-409.

LEWIS, G. D. *et al.* "Pulmonary vascular response patterns during exercise in left ventricular systolic dysfunction predict exercise capacity and outcomes". *Circ Heart Fail* 4(3), 2011, pp. 276-285.

LIMA, L. N. G. *Correlação entre o nível de atividade física com variáveis funcionais e de qualidade de vida em pacientes com hipertensão arterial pulmonar*. Dissertação de mestrado. Campinas, Faculdade de Ciências Médicas, Universidade Estadual de Campinas, 2019. Disponível em <https://hdl.handle.net/20.500.12733/1637548>. Acesso em 24/3/2024.

LINARES P.; CONCHA, M. & METER, P. "Correlación entre la espirometría y la resistencia y reactancia respiratoria medida por oscilometría de impulso en niños asmáticos". *Revista chilena de enfermedades respiratorias* 18(2), 2002, pp. 90-98.

LING, Y. et al. "Changing demographics, epidemiology, and survival of incident pulmonary arterial hypertension: results from the pulmonary hypertension registry of the United Kingdom and Ireland". *Am J Respir Crit Care Med* 186(8), 2012, pp. 790-796.

LOWE, B. et al. "Anxiety and depression in patients with pulmonary hypertension". *Psychosom Med* 66(6), 2004, pp. 831-836.

LUDWIG, V. M. et al. "Association between depressive symptoms and objectively measured daily step count in individuals at high risk of cardiovascular disease in South London, UK: a cross-sectional study". *BMJ Open* 8(4), 2018, e020942, pp. 1-9.

MAINGUY, V. et al. "Assessment of daily life physical activities in pulmonary arterial hypertension". *PLoS One* 6(11), 2011, e27993, pp. 1-6.

MAJKA, S. M. et al. "Evidence for cell fusion is absent in vascular lesions associated with pulmonary arterial hypertension". *Am J Physiol Lung Cell Mol Physiol* 295(6), 2008, pp. L1.028-1.039.

MANSOOR, J. K.; HYDE, D. M. & SCHELEGIE, E. S. "Pulmonary vagal reflexes and breathing pattern are not altered in elastase-induced emphysema in rats". *Exp Lung Res* 23(5), 1997, pp. 441-457.

MARRA, A. M. et al. "Pulmonary arterial hypertension-related myopathy: an overview of current data and future perspectives". *Nutr Metab Cardiovasc Dis* 25(2), 2015, pp. 131-139.

MATHAI, S. C. et al. "Health-related Quality of Life and Survival in Pulmonary Arterial Hypertension". *Ann Am Thorac Soc* 13(1), 2016, pp. 31-39.

MATURA, L. A.; McDONOUGH, A. & CARROLL, D. L. "Cluster analysis of symptoms in pulmonary arterial hypertension: a pilot study". *Eur J Cardiovasc Nurs* 11(1), 2012, pp. 51-61.

MATURA, L. A. et al. "Physical Activity and Symptoms in Pulmonary Arterial Hypertension". *Chest* 150(1), 2016a, pp. 46-56.

MATURA, L. A.; McDONOUGH, A. & CARROLL, D. L. "Symptom Interference Severity and Health-Related Quality of Life in Pulmonary Arterial Hypertension". *J Pain Symptom Manage* 51(1), 2016b, pp. 25-32.

_____. "Symptom Prevalence, Symptom Severity, and Health-Related Quality of Life Among Young, Middle, and Older Adults With Pulmonary Arterial Hypertension". *Am J Hosp Palliat Care* 33(3), 2016c, pp. 214-221.

McCOLLISTER, D. H. et al. "Depressive symptoms in pulmonary arterial hypertension: prevalence and association with functional status". *Psychosomatics* 51(4), 2010, e338, pp. 339-339.

McGAVIN, C. R. et al. "Dyspnoea, disability, and distance walked: comparison of estimates of exercise performance in respiratory disease". *Br Med J* 2(6132), 1978, pp. 241-243.

McGOON, M. D. *et al.* "Pulmonary arterial hypertension: epidemiology and registries". *J Am Coll Cardiol* 62(25 Suppl), 2013, pp. D51-D59.

McKENNA, S. P. *et al.* "The Cambridge Pulmonary Hypertension Outcome Review (CAMPHOR): a measure of health-related quality of life and quality of life for patients with pulmonary hypertension". *Qual Life Res* 15(1), 2006, pp. 103-115.

McLAUGHLIN, V. V. *et al.* "Reduction in pulmonary vascular resistance with long-term epoprostenol (prostacyclin) therapy in primary pulmonary hypertension". *N Engl J Med* 338(5), 1998, pp. 273-277.

_____. "End points and clinical trial design in pulmonary arterial hypertension". *J Am Coll Cardiol* 54(1 Suppl), 2009, pp. S97-S107.

_____. "Treatment goals of pulmonary hypertension". *J Am Coll Cardiol* 62(25 Suppl), 2013, pp. D73-D81.

_____. "Bosentan added to sildenafil therapy in patients with pulmonary arterial hypertension". *Eur Respir J* 46(2), 2015, pp. 405-413.

McMURTRY, I. F. *et al.* "Inhibition of hypoxic pulmonary vasoconstriction by calcium antagonists in isolated rat lungs". *Circ Res* 38(2), 1976, pp. 99-104.

MELOT, C. *et al.* "Effects of nifedipine on ventilation/perfusion matching in primary pulmonary hypertension". *Chest* 83(2), 1983, pp. 203-207.

MELOT, C. & NAEIJE, R. "Pulmonary vascular diseases". *Compr Physiol* 1(2), 2011, pp. 593-619.

MENG, J. J. *et al.* "A comparison of ventilation/perfusion single photon emission CT and CT pulmonary angiography for diagnosis of pulmonary embolism". *Zhonghua Jie He He Hu Xi Za Zhi* 36(3), 2013, pp. 177-181.

MEYER, F. J. *et al.* "Peripheral airway obstruction in primary pulmonary hypertension". *Thorax* 57(6), 2002, pp. 473-476.

_____. "Respiratory muscle dysfunction in idiopathic pulmonary arterial hypertension". *Eur Respir J* 25(1), 2005, pp. 125-130.

MIYAMOTO, S. *et al.* "Clinical correlates and prognostic significance of six-minute walk test in patients with primary pulmonary hypertension. Comparison with cardiopulmonary exercise testing". *Am J Respir Crit Care Med* 161(2 Pt 1), 2000, pp. 487-492.

MODENA, D. A. O. *et al.* "Respiratory evaluation through volumetric capnography among grade III obese and eutrophic individuals: a comparative study". *Sao Paulo Med J* 137(2), 2019, pp. 177-183.

MONTANI, D. *et al.* "Pulmonary veno-occlusive disease". *Eur Respir J* 47(5), 2016, pp. 1.518-1.534.

MOREIRA, M. M. *et al.* "Volumetric capnography as a noninvasive diagnostic procedure in acute pulmonary thromboembolism". *J Bras Pneumol* 34(5), 2008, pp. 328-332.

_____. "Alveolar dead space and capnographic variables before and after thrombolysis in patients with acute pulmonary embolism". *Vasc Health Risk Manag* 5(1), 2009, pp. 9-12.

MORRELL, N. W. *et al.* "Genetics and genomics of pulmonary arterial hypertension". *Eur Respir J* 53(1), 2019, pp. 1-10.

MORSE, J. H. *et al.* "Mapping of familial primary pulmonary hypertension locus (PPH1) to chromosome 2q31-q32". *Circulation* 95(12), 1997, pp. 2.603-2.606.

MOTLEY, H. L. *et al.* "The influence of short periods of induced acute anoxia upon pulmonary artery pressures in man". *Am J Physiol* 150(2), 1947, pp. 315-320.

MURILLO, H. *et al.* "Pulmonary circulation imaging: embryology and normal anatomy". *Semin Ultrasound CT MR* 33(6), 2012, pp. 473-484.

NAEIJE, R. "Lung mechanics and exertional dyspnea in pulmonary arterial hypertension". *Respiration* 88(1), 2014, pp. 16-17.

NAEIJE, R. & FAORO, V. "The great breathlessness of cardiopulmonary diseases." *Eur Respir J* 51(2), 2018, pp. 1-3.

NAEIJE, R.; RICHTER, M. J. & RUBIN, L. J. "The physiologic basis of pulmonary arterial hypertension." *Eur Respir J* (59), 2022, ID 2102334, pp. 1-20.

NAKAZATO, L. *et al.* "Association of daily physical activity with psychosocial aspects and functional capacity in patients with pulmonary arterial hypertension: a cross-sectional study." *Pulm Circ* 11(2), 2021, 2045894021999955, pp. 1-9.

NEDER, J. A. & NERY, L. E. "Teste de exercício cardiopulmonar". *Jornal Brasileiro de Pneumologia* 28(3), 2002, pp. 166-206.

NICHOLS, W. C. *et al.* "Localization of the gene for familial primary pulmonary hypertension to chromosome 2q31-32". *Nat Genet* 15(3), 1997, pp. 277-280.

NICKEL, N. *et al.* "The prognostic impact of follow-up assessments in patients with idiopathic pulmonary arterial hypertension". *Eur Respir J* 39(3), 2012, pp. 589-596.

O'DONNELL, D. E.; REVILL, S. M. & WEBB, K. A. "Dynamic hyperinflation and exercise intolerance in chronic obstructive pulmonary disease". *Am J Respir Crit Care Med* 164(5), 2001, pp. 770-777.

OKUMUS, G. *et al.* "The role of an activity monitor in the objective evaluation of patients with pulmonary hypertension". *Clin Respir J* 12(1), 2018, pp. 119-125.

OLIVEIRA, C. H. Y. *et al.* "Exercise-induced desaturation in subjects with non-cystic fibrosis bronchiectasis: laboratory-based tests versus field-based exercise tests". *J Bras Pneumol* 47(2), 2021, e20200134, pp. 1-7.

OLSON, L. J. *et al.* "Exercise oscillatory ventilation: instability of breathing control associated with advanced heart failure". *Chest* 133(2), 2008, pp. 474-481.

OLSON, T. P. *et al.* "Effects of acute changes in pulmonary wedge pressure on periodic breathing at rest in heart failure patients". *Am Heart J* 153(1), 2007, pp. 104 e 101-107.

OLSSON, K. M. *et al.* "Anticoagulation and survival in pulmonary arterial hypertension: results from the Comparative, Prospective Registry of Newly Initiated Therapies for Pulmonary Hypertension (COMPERA)". *Circulation* 129(1), 2014, pp. 57-65.

_____. "Prevalence of Mental Disorders and Impact on Quality of Life in Patients with Pulmonary Arterial Hypertension". *Front Psychiatry* 12, 2021, ID 667602, pp. 1-9.

OZALEVLI, S. *et al.* "Comparison of the Sit-to-Stand Test with 6 min walk test in patients with chronic obstructive pulmonary disease". *Respir Med* 101(2), 2007, pp. 286-293.

OZCAN KAHRAMAN, B. *et al.* "Test-retest reliability and validity of the timed up and go test and 30-second sit to stand test in patients with pulmonary hypertension". *Int J Cardiol* 304, 2020, pp. 159-163.

OZPELIT, E. *et al.* "Prognostic value of neutrophil-to-lymphocyte ratio in pulmonary arterial hypertension". *J Int Med Res* 43(5), 2015, pp. 661-671.

PACIOCCO, G. *et al.* "Oxygen desaturation on the six-minute walk test and mortality in untreated primary pulmonary hypertension". *Eur Respir J* 17(4), 2001, pp. 647-652.

PEACOCK, A. J. *et al.* "An epidemiological study of pulmonary arterial hypertension". *Eur Respir J* 30(1), 2007, pp. 104-109.

PEREIRA, M. C. *Avaliação estrutural dos músculos dos membros superiores em pacientes portadores de doença pulmonar obstrutiva crônica e hipoxemia crônica*. Tese de doutorado. Campinas, Faculdade de Ciências Médicas, Universidade Estadual de Campinas, 2003. Disponível em <https://hdl.handle.net/20.500.12733/1597158>. Acesso em 29/3/2024.

PEREIRA, M. C. *et al.* "Distribution and morphometry of skeletal muscle fibers in patients with chronic obstructive pulmonary disease and chronic hypoxemia". *Muscle Nerve* 30(6), 2004, pp. 796-798.

_____. "Exercise-Induced Oxygen Desaturation in Severe COPD Patients". *Am J Respir Crit Care Med* 193, 2016, ID A6878.

_____. "One minute sit-to-stand test as an alternative to measure functional capacity in patients with pulmonary arterial hypertension". *J Bras Pneumol* 48(3), 2022, e20210483, pp. 1-3.

PEREIRA, M. C. & WHITAKER, P. J. W. "Clinical profiling and predicting clinical deterioration in idiopathic pulmonary arterial hypertension patients in a pulmonary hypertension reference center in Campinas – Brazil". World Symposium on Pulmonary Hypertension. Nice (France), 2018, Abstract book: 115-.

PEREZ, V. A. J. "Drug-Induced Pulmonary Hypertension: The First 50 Years". *Adv Pulm Hypertens* 15(3), 2017, pp. 133-137.

PFEUFFER, E. *et al.* "Anxiety, Depression, and Health-Related QOL in Patients Diagnosed with PAH or CTEPH". *Lung* 195(6), 2017, pp. 759-768.

PORTER, T. R. *et al.* "Guidelines for the use of echocardiography as a monitor for therapeutic intervention in adults: a report from the American Society of Echocardiography". *J Am Soc Echocardiogr* 28(1), 2015, pp. 40-56.

POULAIN, M. *et al.* "6-minute walk testing is more sensitive than maximal incremental cycle testing for detecting oxygen desaturation in patients with COPD". *Chest* 123(5), 2003, pp. 1.401-1.407.

PREFAUT, C. *et al.* "Exercise-induced arterial hypoxaemia in athletes: a review". *Sports Med* 30(1), 2000, pp. 47-61.

PROVENCHER, S. *et al*. "Changes in exercise haemodynamics during treatment in pulmonary arterial hypertension". *Eur Respir J* 32(2), 2008, pp. 393-398.

PUGH, M. E. *et al*. "Physical activity limitation as measured by accelerometry in pulmonary arterial hypertension". *Chest* 142(6), 2012, pp. 1.391-1.398.

PUGLIESE, S. C. *et al*. "The role of inflammation in hypoxic pulmonary hypertension: from cellular mechanisms to clinical phenotypes". *Am J Physiol Lung Cell Mol Physiol* 308(3), 2015, pp. L229-252.

PULIDO, T. *et al*. "Macitentan and morbidity and mortality in pulmonary arterial hypertension". *N Engl J Med* 369(9), 2013, pp. 809-818.

RAFANAN, A. L. *et al*. "Nocturnal hypoxemia is common in primary pulmonary hypertension". *Chest* 120(3), 2001, pp. 894-899.

RAJARAM, S. *et al*. "CT features of pulmonary arterial hypertension and its major subtypes: a systematic CT evaluation of 292 patients from the ASPIRE Registry". *Thorax* 70(4), 2015, pp. 382-387.

RAUSCH-OSTHOFF, A. K. *et al*. "Association between peripheral muscle strength, exercise performance, and physical activity in daily life in patients with Chronic Obstructive Pulmonary Disease". *Multidiscip Respir Med* 9(1), 2014, pp. 1-7.

RAYMOND, R. J. *et al*. "Echocardiographic predictors of adverse outcomes in primary pulmonary hypertension". *J Am Coll Cardiol* 39(7), 2002, pp. 1.214-1.219.

REID, L. "The angiogram and pulmonary artery structure and branching (in the normal and with reference to disease)". *Proc R Soc Med* 58(9), 1965, pp. 681-684.

_____. "Structure and function in pulmonary hypertension". *Chest* 89(2), 1986, pp. 279-288.

REYCHLER, G. *et al*. "One minute sit-to-stand test is an alternative to 6MWT to measure functional exercise performance in COPD patients". *Clin Respir J* 12(3), 2018, pp. 1.247-1.256.

RHODES, C. J. *et al*. "RNA Sequencing Analysis Detection of a Novel Pathway of Endothelial Dysfunction in Pulmonary Arterial Hypertension". *Am J Respir Crit Care Med* 192(3), 2015, pp. 356-366.

RIBEIRO, M. A. *et al*. "Volumetric capnography as a tool to detect early peripheric lung obstruction in cystic fibrosis patients". *J Pediatr (Rio J)* 88(6), 2012, pp. 509-517.

RICH, S. *et al*. "Primary pulmonary hypertension. A national prospective study". *Ann Intern Med* 107(2), 1987, pp. 216-223.

RICH, S.; KAUFMANN, E. & LEVY, P. S. "The effect of high doses of calcium-channel blockers on survival in primary pulmonary hypertension". *N Engl J Med* 327(2), 1992, pp. 76-81.

RICHTER, M. J. *et al*. "Dynamic hyperinflation during exercise in patients with precapillary pulmonary hypertension". *Respir Med* 106(2), 2012, pp. 308-313.

_____. "The prognostic significance of inspiratory capacity in pulmonary arterial hypertension". *Respiration* 88(1), 2014, pp. 24-30.

RIGATTO, M. *Fisiopatologia da circulação pulmonar*. São Paulo, Fundo Editorial Byk--Procienx, 1973.

RIVIER, J. L. "Primary arterial pulmonary hypertension. Preliminary statistical results under the sponsorship of the Swiss Cardiological Society and with the aid the Swiss Foundation f Cardiology". *Schweiz Med Wochenschr* 100(4), 1970, pp. 143-145.

ROMBERG, E. "Ueber Sklerose der Lungen arterie". *Dtsch Archiv Klin Med* 48, 1891, pp. 197-207.

RUDSKI, L. G. *et al.* "Guidelines for the echocardiographic assessment of the right heart in adults: a report from the American Society of Echocardiography endorsed by the European Association of Echocardiography, a registered branch of the European Society of Cardiology, and the Canadian Society of Echocardiography". *J Am Soc Echocardiogr* 23(7), 2010, pp. 685-713.

RYAN, J. J. & ARCHER, S. L. "The right ventricle in pulmonary arterial hypertension: disorders of metabolism, angiogenesis and adrenergic signaling in right ventricular failure". *Circ Res* 115(1), 2014, 176-188.

SAGLAM, M. *et al.* "Functional exercise capacity, physical activity, and respiratory and peripheral muscle strength in pulmonary hypertension according to disease severity". *J Phys Ther Sci* 27(5), 2015, pp. 1.309-1.312.

SAVAI, R. *et al.* "Immune and inflammatory cell involvement in the pathology of idiopathic pulmonary arterial hypertension". *Am J Respir Crit Care Med* 186(9), 2012, pp. 897-908.

_____. "Pro-proliferative and inflammatory signaling converge on FOXO1 transcription factor in pulmonary hypertension". *Nat Med* 20(11), 2014, pp. 1.289-1.300.

SAXER, S. *et al.* "Physical activity in incident patients with pulmonary arterial and chronic thromboembolic hypertension". *Lung* 197(5), 2019, pp. 617-625.

SEHGAL, S. *et al.* "Counting Steps: A New Way to Monitor Patients with Pulmonary Arterial Hypertension". *Lung* 197(4), 2019, pp. 501-508.

SEIXAS, D. M. *et al.* "Oxygen desaturation in healthy subjects undergoing the incremental shuttle walk test". *J Bras Pneumol* 39(4), 2013, pp. 440-446.

SHAFAZAND, S. *et al.* "Health-related quality of life in patients with pulmonary arterial hypertension". *Chest* 126(5), 2004, pp. 1.452-1.459.

SIBOMANA, J. P. *et al.* "Schistosomiasis Pulmonary Arterial Hypertension". *Front Immunol* 11, 2020, pp. 608-883.

SIEBER, C. *et al.* "Recent advances in BMP receptor signaling". *Cytokine Growth Factor Rev* 20(5-6), 2009, pp. 343-355.

SIMONNEAU, G. *et al.* "Haemodynamic definitions and updated clinical classification of pulmonary hypertension". *Eur Respir J* 53(1), 2019, pp. 1-13.

SINGH, S. J. *et al.* "An official systematic review of the European Respiratory Society/American Thoracic Society: measurement properties of field walking tests in chronic respiratory disease". *Eur Respir J* 44(6), 2014, pp. 1.447-1.478.

SITBON, O. *et al.* "Validation of two predictive models for survival in pulmonary arterial hypertension". *Eur Respir J* 46(1), 2015a, pp. 152-164.

_____. "Selexipag for the treatment of pulmonary arterial hypertension". *N Engl J Med* 373(26), 2015b, pp. 2.522-2.533.

SITBON, O. *et al.* "Risk assessment in pulmonary arterial hypertension: Insights from the GRIPHON study". *J Heart Lung Transplant* 39(4), 2020, pp. 300-309.

SMETS, E. M. *et al.* "The Multidimensional Fatigue Inventory (MFI) psychometric qualities of an instrument to assess fatigue". *J Psychosom Res* 39(3) 1995, pp. 315-325.

SMITH, H. J.; REINHOLD, P. & GOLDMAN, M. D. "Forced oscillation technique and impulse oscillometry, in issue Lung Function Testing". *Eur Respir Mon* 31, 2005, pp. 72-105.

SOLWAY, S. *et al.* "A qualitative systematic overview of the measurement properties of functional walk tests used in the cardiorespiratory domain". *Chest* 119(1), 2001, pp. 256-270.

SOMAINI, G. *et al.* "Prevalence of Anxiety and Depression in Pulmonary Hypertension and Changes during Therapy". *Respiration* 91(5), 2016, pp. 359-366.

SOMMER, N. *et al.* "Current and future treatments of pulmonary arterial hypertension". *Br J Pharmacol* 178(1), 2021, pp. 6-30.

SOON, E. *et al.* "Elevated levels of inflammatory cytokines predict survival in idiopathic and familial pulmonary arterial hypertension". *Circulation* 122(9), 2010, pp. 920-927.

STACHER, E. *et al.* "Modern age pathology of pulmonary arterial hypertension". *Am J Respir Crit Care Med* 186(3), 2012, pp. 261-272.

STENMARK, K. R.; TUDER, R. M. & EL KASMI, K. C. (2015). "Metabolic reprogramming and inflammation act in concert to control vascular remodeling in hypoxic pulmonary hypertension". *J Appl Physiol* [1985] 119(10), 2015, pp. 1.164-1.172.

STRANGE, G. "Time from symptoms to definitive diagnosis of idiopathic pulmonary arterial hypertension: The delay study". *Pulm Circ* 3(1), 2013, pp. 89-94.

SUN, X. G. *et al.* "Exercise pathophysiology in patients with primary pulmonary hypertension". *Circulation* 104(4), 2001, pp. 429-435.

_____. "Pulmonary function in primary pulmonary hypertension". *J Am Coll Cardiol* 41(6), 2003, pp. 1.028-1.035.

SURESH, K. & SHIMODA, L. A. "Lung Circulation". *Compr Physiol* 6(2), 2016, pp. 897-943.

SYLVESTER, J. T. *et al.* "Hypoxic pulmonary vasoconstriction". *Physiol Rev* 92(1), 2012, pp. 367-520.

TAICHMAN, D. B. *et al.* "Wide variation in clinicians' assessment of New York Heart Association/World Health Organization functional class in patients with pulmonary arterial hypertension". *Mayo Clin Proc* 84(7), 2009, pp. 586-592.

TAKIGAWA, N. *et al.* "Distance and oxygen desaturation in 6-min walk test predict prognosis in COPD patients". *Respir Med* 101(3), 2007, pp. 561-567.

TAPSON, V. F. *et al.* "Oral treprostinil for the treatment of pulmonary arterial hypertension in patients receiving background endothelin receptor antagonist and phosphodiesterase type 5 inhibitor therapy (the FREEDOM-C2 study): a randomized controlled trial". *Chest* 144(3), 2013, pp. 952-958.

TARTAVOULLE, T. M. *et al.* "Multidimensional fatigue in pulmonary hypertension: prevalence, severity and predictors". *ERJ Open Res* 4(1), 2018, pp. 1-9.

TELLO, K. *et al.* "Validation of the Tricuspid Annular Plane Systolic Excursion/Systolic Pulmonary Artery Pressure Ratio for the Assessment of Right Ventricular-Arterial Coupling in Severe Pulmonary Hypertension". *Circ Cardiovasc Imaging* 12(9), 2019a, e009047.

_____. "Impaired right ventricular lusitropy is associated with ventilatory inefficiency in pulmonary arterial hypertension". *Eur Respir J* 54(5), 2019b, pp. 1-12.

THEODORE, J. *et al.* "Augmented ventilatory response to exercise in pulmonary hypertension". *Chest* 89(1), 1986, pp. 39-44.

THOMSON, J. R. *et al.* "Sporadic primary pulmonary hypertension is associated with germline mutations of the gene encoding BMPR-II, a receptor member of the TGF--beta family". *J Med Genet* 37(10), 2000, pp. 741-745.

TORRES, D. F. M. *et al.* "Association between hemodynamic profile, physical capacity and quality of life in pulmonary hypertension". *Arq Bras Cardiol* 104(5), 2015, pp. 387-393.

TOWNSLEY, M. I. "Structure and composition of pulmonary arteries, capillaries, and veins". *Compr Physiol* 2(1), 2012, pp. 675-709.

TRINKMANN, F. *et al.* "Small Airway Disease in Pulmonary Hypertension-Additional Diagnostic Value of Multiple Breath Washout and Impulse Oscillometry". *J Clin Med* 7(12), 2018, pp. 1-12.

TRIP, P. *et al.* "Severely reduced diffusion capacity in idiopathic pulmonary arterial hypertension: patient characteristics and treatment responses". *Eur Respir J* 42(6), 2013, pp. 1.575-1.585.

TUDER, R. M. & VOELKEL, N. F. "Plexiform lesion in severe pulmonary hypertension: association with glomeruloid lesion". *Am J Pathol* 159(1), 2001, pp. 382-383.

TUDER, R. M. *et al.* "Pathology of pulmonary hypertension". *Clin Chest Med* 34(4), 2013, pp. 639-650.

TUDER, R. M. "Pulmonary vascular remodeling in pulmonary hypertension". *Cell Tissue Res* 367(3), 2017, pp. 643-649.

TUDOR-LOCKE, C. *et al.* "How many steps/day are enough? for adults". *Int J Behav Nutr Phys Act* 8, 2011, 79, pp. 1-17.

ULRICH, S. *et al.* "Wrist actigraphy predicts outcome in patients with pulmonary hypertension". *Respiration* 86(1), 2013, pp. 45-51.

VAIDYA, T.; CHAMBELLAN, A. & DE BISSCHOP, C. "Sit-to-stand tests for COPD: A literature review". *Respir Med* 128, 2017, pp. 70-77.

VALLERAND, J. R.; WEATHERALD, J. & LAVENEZIANA, P. "Pulmonary Hypertension and Exercise". *Clin Chest Med* 40(2), 2019, pp. 459-469.

VAN GESTEL, A. J. *et al.* "Prevalence and prediction of exercise-induced oxygen desaturation in patients with chronic obstructive pulmonary disease". *Respiration* 84(5), 2012, pp. 353-359.

VAN REMOORTEL, H. et al. "Validity of activity monitors in health and chronic disease: a systematic review". *Int J Behav Nutr Phys Act* 9, 2012, 84, pp. 1-23.

VANHOOF, J. M. M. et al. "Emotional symptoms and quality of life in patients with pulmonary arterial hypertension". *J Heart Lung Transplant* 33(8), 2014, pp. 800-808.

VELEZ-ROA, S. et al. "Increased sympathetic nerve activity in pulmonary artery hypertension". *Circulation* 110(10), 2004, pp. 1.308-1.312.

VERONEZ, L. et al. "Volumetric capnography for the evaluation of pulmonary disease in adult patients with cystic fibrosis and noncystic fibrosis bronchiectasis". *Lung* 188(3), 2010, pp. 263-268.

_____. "Volumetric capnography for the evaluation of chronic airways diseases". *Int J Chron Obstruct Pulmon Dis* 9, 2014, pp. 983-989.

VILLALBA, W. O. *Avaliação do comprometimento pulmonar em pacientes com esclerodermia por meio do teste da caminhada de seis minutos*. Tese de doutorado. Campinas, Faculdade de Ciências Médicas, Universidade Estadual de Campinas, 2006. Disponível em <https://hdl.handle.net/20.500.12733/1604611>. Acesso em 24/3/2024.

VILLALBA, W. O. et al. "Six-minute walk test for the evaluation of pulmonary disease severity in scleroderma patients". *Chest* 131(1), 2007, pp. 217-222.

VILLAS BÔAS, H.; PEREIRA, M. C. & PASCHOAL, I. "Impulse oscillometry in the assessment of patients with idiopathic arterial hypertension: a pilot study". *Eur Respir J* 60 (66), 2022a, p. 1.902.

VILLAS BÔAS, H. P. C. J. *A contribuição da oscilometria de impulso na avaliação da resistência e reatância pulmonares em pacientes com hipertensão arterial pulmonar idiopática*. Dissertação de mestrado. Campinas, Faculdade de Ciências Médicas, Universidade Estadual de Campinas, 2022b. Disponível em <https://hdl.handle.net/20.500.12733/7813>. Acesso em 31/3/2024.

VOELKEL, N. F. et al. "Interleukin-1 receptor antagonist treatment reduces pulmonary hypertension generated in rats by monocrotaline". *Am J Respir Cell Mol Biol* 11(6), 1994, pp. 664-675.

VONK-NOORDEGRAAF, A. et al. "Right heart adaptation to pulmonary arterial hypertension: physiology and pathobiology". *J Am Coll Cardiol* 62(25 Suppl), 2013, pp. D22-33.

_____. "Pathophysiology of the right ventricle and of the pulmonary circulation in pulmonary hypertension: an update". *Eur Respir J* 53(1), 2019, pp. 1-13.

WAGENVOORT, C. A. "The pathology of primary pulmonary hypertension". *J Pathol* 101, 1970, p. Pi.

WANG, N. et al. "A systematic review of the diagnostic accuracy of cardiovascular magnetic resonance for pulmonary hypertension". *Can J Cardiol* 30(4), 2014, pp. 455-463.

WARWICK, G.; THOMAS, P. S. & YATES, D. H. "Biomarkers in pulmonary hypertension". *Eur Respir J* 32(2), 2008, pp. 503-512.

WENSEL, R. et al. "Assessment of survival in patients with primary pulmonary hypertension: importance of cardiopulmonary exercise testing". *Circulation* 106(3), 2002, pp. 319-324.

WENSEL, R. *et al*. "Incremental prognostic value of cardiopulmonary exercise testing and resting haemodynamics in pulmonary arterial hypertension". *Int J Cardiol* 167(4), 2013, pp. 1.193-1.198.

WHITE, R. J. *et al*. "Combination Therapy with Oral Treprostinil for Pulmonary Arterial Hypertension. A Double-Blind Placebo-controlled Clinical Trial". *Am J Respir Crit Care Med* 201(6), 2020, pp. 707-717.

WILKENS, H. *et al*. "Burden of pulmonary arterial hypertension in Germany". *Respir Med* 104(6), 2010, pp. 902-910.

YANG, X. *et al*. "Dysfunctional Smad signaling contributes to abnormal smooth muscle cell proliferation in familial pulmonary arterial hypertension". *Circ Res* 96(10), 2005, pp. 1.053-1.063.

YOUNG, A. *et al*. "Update of screening and diagnostic modalities for connective tissue disease-associated pulmonary arterial hypertension". *Semin Arthritis Rheum* 48(6), 2019, pp. 1.059-1.067.

ZAIMAN, A. *et al*. "One hundred years of research in the pathogenesis of pulmonary hypertension". *Am J Respir Cell Mol Biol* 33(5), 2005, pp. 425-431.

ZANINI, A. *et al*. "The one repetition maximum test and the sit-to-stand test in the assessment of a specific pulmonary rehabilitation program on peripheral muscle strength in COPD patients". *Int J Chron Obstruct Pulmon Dis* 10, 2015, pp. 2.423-2.430.

ZEDER, K. *et al*. "Exercise pulmonary resistances predict long-term survival in systemic sclerosis". *Chest* 159(2), 2021, pp. 781-790.

_____. "Diagnostic, prognostic and differential-diagnostic relevance of pulmonary haemodynamic parameters during exercise: a systematic review". *Eur Respir J* 60(4), 2022, pp. 1-16.

ZIJLSTRA, W. M. H. *et al*. "Physical activity in pediatric pulmonary arterial hypertension measured by accelerometry. a candidate clinical endpoint". *Am J Respir Crit Care Med* 196(2), 2017, pp. 220-227.

ANEXOS

Anexo 1: Questionário de Manchester sobre as atividades respiratórias da vida diária

Este formulário foi elaborado para termos uma melhor compreensão sobre como seus problemas respiratórios podem afetar as suas atividades de vida diária.
Por favor, leia cada questão cuidadosamente e assinale com um "X" a alternativa que melhor descreve você:

	Nunca	Com ajuda	Sozinho com dificuldade	Sozinho, facilmente
MOBILIDADE				
Você:				
Faz passeios a pé?	___	___	___	___
Sobe escadas?	___	___	___	___
Entra e sai do carro?	___	___	___	___
Caminha em terrenos irregulares?	___	___	___	___
Atravessa a rua?	___	___	___	___
Usa transporte público?	___	___	___	___
Inclina-se a partir da posição em pé para pegar um objeto?	___	___	___	___
NA COZINHA				
Você:				
Pega algo que está em uma prateleira mais alta ou na altura de seus ombros?	___	___	___	___
Leva bebidas quentes de um cômodo para outro?	___	___	___	___
Lava a louça?	___	___	___	___
Faz um lanche quente para você?	___	___	___	___
ATIVIDADES DOMÉSTICAS				
Você:				
Realiza atividades domésticas em geral?	___	___	___	___
Lava peças pequenas de roupa?	___	___	___	___
Faz suas próprias compras?	___	___	___	___
Consegue lavar a roupa e estendê-la para secar?	___	___	___	___
Faz sua higiene pessoal (escovar os dentes, lavar o rosto, pentear o cabelo)?	___	___	___	___
Toma banho?	___	___	___	___
ATIVIDADES DE LAZER				
Você:				
Sai socialmente?	___	___	___	___
Cuida do seu jardim ou de suas plantas em seu apartamento?	___	___	___	___
Você precisa comer mais devagar do que gostaria?(*)	Muito mais devagar	Mais devagar	Um pouco mais devagar	De maneira alguma
Sua respiração deixa você acordado(a) durante a noite?(*)	A maior parte da noite	Por 1 ou 3 horas	Mais de ½ hora	Não

Sistema de pontuação: Classificação das respostas: sozinho(a); sozinho(a) com dificuldade; com ajuda; nunca.
Escore:
0 - com ajuda; nunca (*muito mais devagar, mais devagar, a maior parte da noite, por 1 ou 2 horas).
1 - sozinho(a), facilmente; sozinho(a), com dificuldade (*um pouco mais devagar; mais de ½ hora; não).

Anexo 2: Questionário de qualidade de vida sf-36

Versão brasileira do Questionário de Qualidade de Vida – SF-36

1 - Em geral você diria que sua saúde é:

Excelente	Muito boa	Boa	Ruim	Muito ruim
1	2	3	4	5

2 - Em comparação com um ano atrás, como você classificaria sua idade em geral, agora?

Muito melhor	Um pouco melhor	Quase a mesma	Um pouco pior	Muito pior
1	2	3	4	5

3 - Os seguintes itens são sobre atividades que você poderia fazer atualmente durante um dia comum. Devido à sua saúde, você teria dificuldade para fazer essas atividades? Neste caso, quanto?

Atividades	Sim, dificulta muito	Sim, dificulta um pouco	Não, não dificulta de modo algum
a) Atividades rigorosas, que exigem muito esforço, tais como correr, levantar objetos pesados, participar em esportes árduos	1	2	3
b) Atividades moderadas, tais como mover uma mesa, passar aspirador de pó, jogar bola, varrer a casa	1	2	3
c) Levantar ou carregar mantimentos	1	2	3
d) Subir vários lances de escada	1	2	3
e) Subir um lance de escada	1	2	3
f) Curvar-se, ajoelhar-se ou dobrar-se	1	2	3
g) Andar mais de 1 quilômetro	1	2	3
h) Andar vários quarteirões	1	2	3
i) Andar um quarteirão	1	2	3
j) Tomar banho ou vestir-se	1	2	3

4 - Durante as últimas 4 semanas, você teve algum dos seguintes problemas com seu trabalho ou com alguma atividade regular, como consequência de sua saúde física?

	Sim	Não
a) Você diminuiu a quantidade de tempo que dedicava a seu trabalho ou a outras atividades?	1	2
b) Realizou menos tarefas do que gostaria?	1	2
c) Esteve limitado(a) no seu tipo de trabalho ou em outras atividades?	1	2
d) Teve dificuldade para fazer seu trabalho ou outras atividades (por exemplo, necessitou de um esforço extra)?	1	2

5 - Durante as últimas 4 semanas, você teve algum dos seguintes problemas com seu trabalho, ou com alguma outra atividade regular diária, em consequência de algum problema emocional (como, por exemplo, se sentir deprimido(a) ou ansioso(a)?

	Sim	Não
a) Você diminuiu a quantidade de tempo que dedicava a seu trabalho ou a outras atividades?	1	2
b) Realizou menos tarefas do que gostaria?	1	2
c) Não realizou ou não fez qualquer das atividades com tanto cuidado, como geralmente faz?	1	2

6 - Durante as últimas 4 semanas, de que maneira sua saúde física ou problemas emocionais interferiram nas suas atividades sociais normais, em relação a família, amigos ou em grupo?

De forma nenhuma	Ligeiramente	Moderadamente	Bastante	Extremamente
1	2	3	4	5

7 - Quanta dor no corpo você teve durante as últimas 4 semanas?

Nenhuma	Muito leve	Leve	Moderada	Grave	Muito grave
1	2	3	4	5	6

8 - Durante as últimas 4 semanas, quanto a dor interferiu em seu trabalho normal (incluindo o trabalho dentro de casa)?

De maneira alguma	Um pouco	Moderadamente	Bastante	Extremamente
1	2	3	4	5

9 - Estas questões são sobre como você se sente e como tudo tem acontecido com você durante as últimas 4 semanas. Para cada questão, por favor, dê uma resposta que mais se aproxime da maneira como você tem se sentido nesse referido período.

	Todo o tempo	A maior parte do tempo	Uma hora por tempo	Alguma parte do tempo	Uma pequena parte do tempo	Nunca
a) Quanto tempo você tem se sentido cheio(a) de vigor, de vontade, de força?	1	2	3	4	5	6
b) Quanto tempo você tem se sentido uma pessoa muito nervosa?	1	2	3	4	5	6
c) Quanto tempo você tem se sentido tão deprimido(a) que nada pode animá-lo(la)?	1	2	3	4	5	6
d) Quanto tempo você tem se sentido calmo(a) ou tranquilo(a)?	1	2	3	4	5	6
e) Quanto tempo você tem se sentido com muita energia?	1	2	3	4	5	6
f) Quanto tempo você tem se sentido desanimado(a) ou abatido(a)?	1	2	3	4	5	6
g) Quanto tempo você tem se sentido esgotado(a)?	1	2	3	4	5	6
h) Quanto tempo você tem se sentido uma pessoa feliz?	1	2	3	4	5	6
i) Quanto tempo você tem se sentido cansado(a)?	1	2	3	4	5	6

ANEXOS

10 - Durante as últimas 4 semanas, quanto de seu tempo a sua saúde física ou problemas emocionais interferiram em suas atividades sociais (como visitar amigos, parentes etc.)?

Todo o tempo	A maior parte do tempo	Alguma parte do tempo	Uma pequena parte do tempo	Nenhuma parte do tempo
1	2	3	4	5

11 - O quanto verdadeira ou falsa é cada uma das afirmações para você?

	Definitivamente verdadeira ou falsa	A maioria das vezes verdadeira	Não sei	A maioria das vezes falsa	Definitivamente falsa
a) Eu costumo obedecer um pouco mais facilmente que as outras pessoas	1	2	3	4	5
b) Eu sou tão saudável quanto qualquer pessoa que eu conheço	1	2	3	4	5
c) Eu acho que a minha saúde vai piorar	1	2	3	4	5
d) Minha saúde é excelente	1	2	3	4	5

Anexo 3: Escala HADS

ESCALA HAD – AVALIAÇÃO DO NÍVEL DE ANSIEDADE E DEPRESSÃO

DADOS PESSOAIS			
NOME			
ORIENTAÇÕES PARA REALIZAÇÃO DO TESTE			
Assinale com "X" a alternativa que melhor descreve sua resposta a cada questão			
1. Eu me sinto tenso(a) ou contraído(a):			
( ) a maior parte do tempo	( ) boa parte do tempo [2]	( ) de vez em quando [1]	( ) nunca [0]
2. Eu ainda sinto que gosto das mesmas coisas de antes:			
( ) sim, do mesmo jeito que antes [0]	( ) não tanto quanto antes [1]	( ) só um pouco [2]	( ) já não consigo ter prazer em nada [3]
3. Eu sinto uma espécie de medo, como se alguma coisa ruim fosse acontecer:			
( ) sim, de um jeito muito forte [3]	( ) sim, mas não tão forte [2]	( ) um pouco, mas isso não me preocupa [1]	( ) não sinto nada disso [1]
4. Dou risada e me divirto quando vejo coisas engraçadas:			
( ) do mesmo jeito que antes [0]	( ) atualmente um pouco menos [1]	( ) atualmente bem menos [2]	( ) não consigo mais [3]
5. Estou com a cabeça cheia de preocupações:			
( ) a maior parte do tempo [3]	( ) boa parte do tempo [2]	( ) de vez em quando [1]	( ) raramente [0]
6. Eu me sinto alegre:			
( ) nunca [3]	( ) poucas vezes [2]	( ) muitas vezes [1]	( ) a maior parte do tempo [0]
7. Consigo ficar sentado(a) à vontade e me sentir relaxado(a):			
( ) sim, quase sempre [0]	( ) muitas vezes [1]	( ) poucas vezes [2]	( ) nunca [3]
8. Estou lento(a) para pensar e fazer coisas:			
( ) quase sempre [3]	( ) muitas vezes [2]	( ) poucas vezes [1]	( ) nunca [0]
9. Eu tenho uma sensação ruim de medo, como um frio na barriga ou um aperto no estômago:			
( ) nunca [0]	( ) de vez em quando [1]	( ) muitas vezes [2]	( ) quase sempre [3]
10. Eu perdi o interesse em cuidar da minha aparência:			
( ) completamente [3]	( ) não estou mais cuidando como deveria [2]	( ) talvez não tanto quanto antes [1]	( ) me cuido do mesmo jeito que antes [0]
11. Eu me sinto inquieto(a), como se não pudesse ficar parado(a) em lugar nenhum:			
( ) sim, demais [3]	( ) bastante [2]	( ) um pouco [1]	( ) não me sinto assim [0]
12. Fico animado(a) esperando as coisas boas que estão por vir:			
( ) do mesmo jeito que antes [0]	( ) um pouco menos que antes [1]	( ) bem menos que antes [2]	( ) quase nunca [3]
13. De repente, tenho a sensação de entrar em pânico:			
( ) a quase todo momento [3]	( ) várias vezes [2]	( ) de vez em quando [1]	( ) não sinto isso [0]
14. Consigo sentir prazer quando assisto a um bom programa de televisão, de rádio ou quando leio alguma coisa:			
( ) quase sempre [0]	( ) várias vezes [1]	( ) poucas vezes [2]	( ) quase nunca [3]
RESULTADO DO TESTE			
OBSERVAÇÕES:			
Ansiedade: [ ] questões (1,3,5,7,9,11,3) Depressão: [ ] questões (2,4,6,8,10,12,14)	Escore: 0 – 7 pontos: improvável 8 – pontos: possível – (questionável ou duvidosa) 12 – 21 pontos: provável		
NOME RESPONSÁVEL PELA APLICAÇÃO DO TESTE			
DATA			

Referências:
Zigmond, A.S.& Snaith, R.P. The Hospital Anxiety anda Depression Scale. Acta Psychiatrica Scandinavica 1983; 67, 361-370
Botega NJ, Bio MR, Zomignani MA, Garcia JR C, Pereira WAB. Transtornos do humor em enfermaria de clínica médica e validação de escala de medida (HAD) de ansiedade e depressão. *Revista de Saúde Pública*, 29(5): 355-63, 1995.

Anexo 4: Questionário de barreiras percebidas

Serão descritas algumas frases, e eu gostaria de saber com que frequência você diria que elas se relacionam com você	Nunca	Dificilmente	De vez em quando	Sempre
1 - Eu ando muito ocupado(a) agora e não posso disponibilizar um tempo para incluir atividade física no meu horário regular	0	1	2	3
2 - Não tenho incentivo para me exercitar, pois nenhum membro da minha família ou amigo gosta de fazer atividade física	0	1	2	3
3 - Depois do trabalho eu estou muito cansado(a) para me exercitar	0	1	2	3
4 - Eu tenho pensado em fazer mais exercícios, mas não consigo começar	0	1	2	3
5 - Eu estou envelhecendo, então exercícios podem ser um risco	0	1	2	3
6 - Eu não faço exercícios porque não tenho habilidades	0	1	2	3
7 - Eu não tenho acesso a locais para praticar atividade física (pistas, piscinas, academias etc...)	0	1	2	3
8 - Atividade física toma muito tempo dos meus compromissos, como trabalho, família etc...)	0	1	2	3
9 - Eu fico um pouco envergonhado(a) quando me exercito na frente das outras pessoas	0	1	2	3
10 - Durmo muito pouco e não levantaria mais cedo ou dormiria mais tarde para fazer algum exercício	0	1	2	3
11 - É mais fácil eu arranjar desculpas para não me exercitar do que fazer algum exercício	0	1	2	3
12 - Eu sei de muitas pessoas que têm se machucado por exagerar nos exercícios	0	1	2	3
13 - Eu não me vejo aprendendo um novo esporte na minha idade	0	1	2	3
14 - É muito caro e é preciso assistir a algumas aulas ou me associar a algum clube ou comprar um equipamento certo	0	1	2	3

15 – Meu tempo livre durante o dia é muito curto para me exercitar	0	1	2	3
16 – Minhas atividades sociais com a família ou amigos não incluem atividade física	0	1	2	3
17 – Eu estou tão cansado(a) durante a semana e preciso do fim de semana para descansar	0	1	2	3
18 – Eu quero me exercitar mais, mas não me sinto disposto(a) para fazer alguma coisa	0	1	2	3
19 – Eu tenho medo de me machucar ou ter algum problema cardíaco	0	1	2	3
20 – Eu não me sinto bem e não me divirto fazendo atividade física	0	1	2	3
21 – Se eu tivesse facilidades para me exercitar (chuveiro) e mais incentivo no trabalho, estaria mais disposto(a) a me exercitar	0	1	2	3

Título	Hipertensão pulmonar: caminhos da investigação científica
Autora	Mônica Corso Pereira
Coordenador editorial	Ricardo Lima
Secretário gráfico	Ednilson Tristão
Preparação dos originais e revisão	Lúcia Helena Lahoz Morelli
Editoração eletrônica	Ednilson Tristão
Design de capa	Estúdio Bogari
Formato	16 x 23 cm
Papel	Avena 80 g/m^2 – miolo
	Cartão supremo 250 g/m^2 – capa
Tipologia	Garamond Premier Pro
Número de páginas	224

ESTA OBRA FOI IMPRESSA NA GRÁFICA CS
PARA A EDITORA DA UNICAMP EM JUNHO DE 2024.

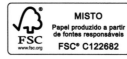